파스타 다이어트

파스타
다이어트

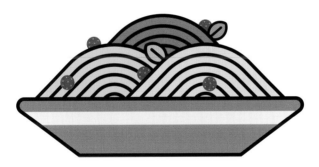

스기 아카쓰키 지음 | 임지인 옮김

면 덕후를 위한 슬기로운 당질제한 레시피!

파스타 다이어트

초판 1쇄 인쇄 · 2020년 7월 21일
초판 1쇄 발행 · 2020년 7월 30일

지은이 · 스기 아카쓰키
옮긴이 · 임지인
발행인 · 이종원
발행처 · (주)도서출판 길벗
출판사 등록일 · 1990년 12월 24일
주소 · 서울시 마포구 월드컵로 10길 56(서교동)
대표전화 · 02-332-0931 | **팩스** · 02-323-0586
홈페이지 · www.gilbut.co.kr | **이메일** · gilbut@gilbut.co.kr

기획 및 책임 편집 · 최선애(ai@gilbut.co.kr) | **북디자인** · 황애라
제작 · 이준호, 손일순, 이진혁 | **영업마케팅** · 김학흥, 장봉석 | **웹마케팅** · 이수미, 최소영
영업관리 · 김명자, 심선숙 | **독자지원** · 송혜란, 홍혜진

편집진행 · 성경아 | **전산편집** · 김정미 | **인쇄 및 제본** · 예림인쇄

ISBN 979-11-6521-227-8 13510
(길벗 도서번호 061003)

이 도서의 국립중앙도서관 출판예정도서목록(CIP)은 서지정보유통지원시스템 홈페이지(http://seoji.nl.go.kr)와 국가자료종합목록
구축시스템(http://kolis-net.nl.go.kr)에서 이용하실 수 있습니다. (CIP제어번호 : CIP2020028551)

정가 13,500원

탄수화물인 파스타,
살찌는 음식일까?

파스타는 밀가루로 만들기 때문에 먹으면 살찐다고 생각하는 사람이 많다. 하지만 파스타는 기본적으로 살을 찌우는 음식이 아니다. (중략) 파스타를 이루는 밀가루는 천천히 소화 흡수되는 음식이다. 파스타에는 일반 밀가루 외에 메밀가루, 밤가루, 보리가루 등 다른 곡식분이 많이 함유되어 있다. 천천히 분해되고 흡수되어 칼로리가 완전 연소되기 쉽고, 체내에 여분의 지방이 축적되는 것을 막는다. 파스타를 이탈리아에서는 '슬로우푸드'라고 부르는 것도 이 때문이다.

헬스조선, 2018년 8월 2일

**이 책의
규칙**

- ○ 파스타는 뜨거운 물 2리터에 소금을 1큰술 조금 넘게 넣고 삶으면 됩니다.
- ○ 레시피의 조리시간에는 파스타를 삶기 위해 물을 끓이는 시간은 포함되어 있지 않습니다.
- ○ 1큰술 = 15㎖, 1작은술 = 5㎖입니다.
- ○ 생강 1쪽은 마늘 1쪽과 같은 분량입니다.
- ○ 레시피는 31개입니다. 순서대로가 아니라 먹고 싶은 것부터 도전해보세요.
- ○ 좋아하는 식재료는 양을 늘려도 됩니다.
- ○ 싫어하는 식재료는 생략해도 됩니다.

다이어트를 할 때
참아야만 한다고요?

당질제한, 단식, 아침밥 굶기…… 등 우리 주변에서 화제가 된 다이어트법은 무궁무진합니다. 게다가 이런 방식들에 대해 각계 전문가들이 연구자료를 제시하면서 효과가 있네, 없네 논쟁을 벌이고 있습니다. 그런 와중에 실패하거나 요요라는 가슴 아픈 경험을 되풀이하면서 "도대체 뭐가 정답일까?"고 민하는 다이어트 미아도 적지 않을 테지요.

그런 분들의 마음이 조금이나마 가벼워질 수 있는 다이어트 책을 만들고 싶다. 그렇게 생각하며 이 책을 썼습니다.

2018년 4월, 캐나다 토론토의 세인트마이클스병원 연구팀이 "파스타는 탄수화물이지만 흰쌀밥이나 빵과 달리 건강식품이라 먹어도 살찌지 않는다"는 내용을 발표해 큰 화제가 되었습니다.

이게 사실이라면 분명 합리화하기 딱 좋은 꿈같은 얘기일 테지요. 그리고 예상대로 발표 내용과 연구에 대해 "수상하다!", "이상하다!" 같은 의문과 비판이 있었습니다.

하지만 분명한 사실은 '파스타는 다른 탄수화물보다 GI지수가 낮다'는 사실! GI지수가 낮다는 건 혈당치가 천천히 상승, 하강한다는 것을 의미하며, 결과적으로 지방이 잘 쌓이지 않게 해줍니다. 즉 흰쌀밥이나 빵 대신 파스타를 먹으면 무리하게 다이어트하지 않아도 된다는 것만큼은 틀림없는 사실입니다.

따라서 이 책에서는 "파스타를 어떻게 먹으면 맛있고 즐겁게 다이어트를 할 수 있을까?"를 알기 쉽게 소개하고자 합니다.

다이어트는 그렇게 호락호락하지 않다는 점 또한 감안해서, 억지로 참거나 지속하면서 스트레스 받지 않게끔 다이어트 중에 생길 만한 고민에 대처하는 법도 소개합니다.

모쪼록 스트레스 없이 다이어트를 지속할 수 있는 방법을 배우며 즐겁게 읽어준다면 더없이 기쁠 거예요.

이 책의 목표는 파스타를 사랑하는 사람들이 진정한 다이어트법인 '파스타 다이어트'를 되도록 쉽게 익히도록 만드는 것입니다.

아무리 훌륭한 다이어트 이론이 있다 한들, 사람에게는 여러 복잡한 감정이 있기 때문에 그렇게 간단하게 이론대로 진행되지는 않습니다. 사람의 행복을 결정짓는 데 중요한 '맛있다'와 '즐겁다'는 감정을 경시하는 한, 진정한 의미에서 다이어트는 성공할 수 없으니 부디 '즐기는 마음'을 소중하게 여겨주세요.

참고로, 이렇게 말하는 저도 자타 공인 먹보랍니다. 날씬해지고 싶은 마음을 향한 싸움은 끝이 없고, 초코칩쿠키를 만족스럽게 먹어대는 스누피가 몇 번이고 제 꿈에 나타날 정도니까요.

먹는다는 건 인생에서 크나큰 기쁨이지요. 이 책이 조금이라도 많은 분께 닿아 즐겁고 경쾌한 삶의 행복과 입의 행복이 된다면 기쁘겠습니다.

식문화연구가 스기 아키쓰키

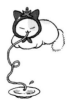

파스타는 다이어트의
강력한 조력자였다!

낮은 GI지수를 활용해서
진정한 당질 대책을 세울 수 있다

파스타는 흰쌀밥이나 빵에 비해 당질량과 GI지수가 낮은 주식입니다. GI지수가 낮으면 혈당치 상승과 하강이 완만하게 이루어져 몸에 지방이 잘 쌓이지 않습니다. 즉 파스타를 활용하면 당질 섭취를 억제하면서 살이 잘 안 찌는 식단을 짤 수 있어요.

다이어트 효과를 높이는 파스타(건면)의 한 끼 분량은 약 70g입니다. "너무 적잖아!" 하고 생각할지도 모르지만 건면을 삶으면 약 180g으로 늘어납니다. 그래서 예상 이상의 만족감에 놀라는 동시에 당질제한, 요요의 고민에서도 해방될 수 있을 거예요.

살 빠지는 소스와 부재료가
다이어트의 적인 당과 지방을 억제한다

살 빠지는 포인트는 파스타 면뿐만이 아닙니다. 사람의 대사활동이나 영양학을 바탕으로 제가 고안한 소스와 부재료를 조합하면 당질 흡수를 억제하거나 지방을 보다 잘 연소시킬 수 있습니다. 그 비밀은 오일, 단백질, 냉소스⋯⋯. 자세한 내용은 본문에서 구체적으로 소개할게요!

미트소스도 까르보나라도 OK!
간단하고 스트레스 없이 만드는 파스타 레시피 31가지

다이어트 중에 수프나 샐러드만 먹어서 과연 만족할 수 있을까요? 이 책에서는 "맛있는 음식은 살찐다"는 상식을 깨뜨리기 위해 인기 메뉴인 미트소스와 까르보나라를 '제대로 맛도 있으면서 살 빠지는 파스타'로 변신시켰습니다. 꼭 도전해보세요!

이 외에도 모두가 좋아하는 탄탄면이나 카레, 치킨가라아게 등을 파스타 요리로 호화롭게 응용했답니다. 레시피는 대부분 10~20분이면 완성되기 때문에 매일 부담 없이 다이어트를 이어갈 수 있습니다. 시간을 단축하는 비법도 아낌없이 소개합니다!

살 빠지는 파스타!
효과적으로 먹는 방법

{ 분량 }

- 파스타(건면) : 한 끼에 70g
- 부재료 : 평소의 2배

{ 빈도 }

- 평소 식사 중 한 끼를 파스타로 대체한다
- 이상적인 건 하루에 한 끼 이상
- 좀 지겨워졌을 때는 건너뛰어도 괜찮다

{ 질리지 않고 지속하는 비결 }

- 손이 덜 가는, 시간을 줄일 수 있는 비법을 최대한 활용한다
- 냉장, 혹은 냉동보관할 수 있는 소스를 활용한다
- '취향 저격' 목록을 활용해 만족도를 올린다
- 한숨 돌리기용 파스타도 도입한다

이 책은 '즐거운 다이어트 책'입니다. 스트레스 없이 무리하지 않는 다이어트가 자연스레 몸에 익는 것, 의지가 점점 단단해지는 것을 목표로 하고 있습니다.
이 책의 편집자도 서른이 되면서 아랫배가 나오고 허리, 어깨에 군살이 붙는 체형 변화로 고민하고 있었습니다. 그러다 이 책의 레시피를 하루에 한 끼씩 실천했더니 놀랍게도 겨우 20일 만에 8년간 꿈꿔오던 이상적인 체중이 되었습니다. 그리고 이렇게 말했습니다.
"생선, 육류, 채소가 풍부하기 때문에 식생활이 나아지고, 소화불량이나 거친 피부도 개선 됐어요!"
이제 여러분 차례입니다.

살 빠지는 파스타!
규칙 3가지

평소 식사를 파스타로 대체한다
다이어트 고민 중 이것 해결! ➡ 당질

파스타는 같은 양의 흰쌀밥과 비교하면 **당질 함유량이 적고 GI지수가 낮다**(혈당치가 천천히 상승, 하강)는 특징이 있습니다. 즉 파스타 다이어트는 평소의 식사, 예컨대 흰쌀밥이나 빵을 먹는 식사에서 그것을 파스타로 교체하기만 하면 됩니다. 물론 교체하는 빈도가 높아질수록 더 좋은 다이어트 효과를 기대할 수 있겠지요?

살 빠지는 소스, 살 빠지는 부재료를 즐긴다
다이어트 고민 중 이것 해결! ➡ 작심삼일

'먹는 양을 평소의 반으로 줄인다'는 극단적인 발상은 절대로 안됩니다. 포만감을 희생하면 사람의 본능(맛있다~ 배불러! 행복해^^)을 거스르기 때문에 오래 지속할 수 없습니다. 파스타는 함께 섞는 소스나 부재료, 오일, 조리법에 따라 당질 흡수율이나 혈당치 변화를 완만하게 만들 수 있습니다. 즉 **파스타는 다이어트 음식을 만들기 쉬운 주식**입니다. 또 소스나 부재료를 다양하게 응용하며 즐길 수 있어서 질리지 않는 다이어트를 지속할 수 있습니다.

참지 않는다
다이어트 고민 중 이것 해결! ➡ 스트레스

요요의 가장 큰 원인은 바로 참는 것과 스트레스. 아무리 단단한 의지를 지닌 철인이라도 계속해서 참으면 몸과 마음에 악영향을 미칩니다. 욕구(식욕)를 거스르는 행위(무리한 다이어트)는 오래 지속되지 않으며 좋은 결과로 이어지지도 않습니다. 이 책은 **'맛, 포만감이 1순위'인 스트레스 없는 다이어트**를 제안합니다. 또 "아무래도 좀더 먹고 싶다!"는 순간을 위해 '취향 저격' 목록(14쪽)과 부재료 반찬 수첩(128쪽)을 소개합니다.

이 책의
등장인물

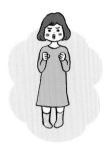

모치코

먹는 걸 무척 좋아해서 다이어트가 강제 취미가 되어버렸다. 지금까지 다양한 다이어트에 도전했지만 좌절과 요요를 반복하고 있는 다시 다이어터. 워너비 몸매를 갖고 싶어 파스타 다이어트에 도전한다.

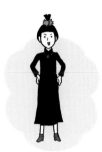

스기쌤

식문화연구가. 도쿄대학 농학부 졸업. 학교에서 영양학과 음식에 관한 지식을 배웠지만 '음식은 과학이나 이론만으로는 설명할 수 없다'는 사실을 깨우치고 현재에 이르렀다. 모치코에게 파스타 다이어트 비법을 전수한다. 좌우명은 "맛있고 즐겁게 먹자!"다. (tmi) 성게알을 좋아한다.

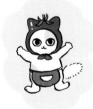

꿀팁냥이

레시피마다 '시간을 줄이고 수고를 더는 비법'을 다양하게 알려주는 귀엽고 똑똑한 생명체. 자꾸 뱃살로 오해하는데, 배에 가득 차 있는 건 꿈과 희망이다.

레시피 **사용설명서**

눈이 즐거운 요리 사진

완성된 요리 견본이에요. 화려한 그릇을 고르거나 파스타를 색다르게 담는 등, 사소한 요소를 따라하다 보면 식탁이 갑자기 풍성해질 거예요.

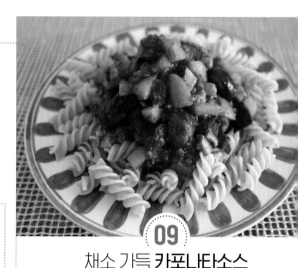

스기쌤의 속삭임

"읽다 보면 배가 고파진다"고 호평이 자자한 스기쌤의 요리 소개 글입니다. 식단 짤 때 포인트가 무엇인지 알 수 있어요.

09
채소 가득 **카포나타소스**

카포나타는 가지, 토마토를 넣어 만드는 이탈리아 요리입니다. 여름 채소가 듬뿍 들어간 진한 토마토소스를 즐겨보세요. 차갑게 식혀 냉소스로 즐겨도 좋아요.

{ 🌿 살 빠지는 포인트 }

살 빠지는 포인트

익숙한 식재료를 어떻게 조합하는지에 따라 다이어트 효과가 높아지는 깨알 정보를 소개합니다. 파스타가 아닌 다른 레시피에 응용할 때도 도움이 되는 살 빠지는 지식이에요!

① 새송이버섯
식감이 좋고 포만감이 있는 버섯. 게다가 식이섬유도 풍부하다.

② 식초
꾸준히 섭취하면 내장지방과 혈중지질 수치를 낮춰주는 효과가 있다.

③ 파마산치즈
당질이 낮고, 소스의 신맛을 완화시키면서 진한 맛을 더해준다.

이 책의 레시피에는 다이어트를 돕는 다양한 정보가 담겨 있습니다.
다이어트에 유익한 정보는 물론, 요리하는 수고를 더는 비법도 펑펑 공개합니다!
어디에 무엇이 적혀 있는지 여기서 미리 확인해두면 보다 빨리 이해할 수 있고,
매일 하는 요리가 더욱더 즐거워질 테니 꼭 읽어주세요.

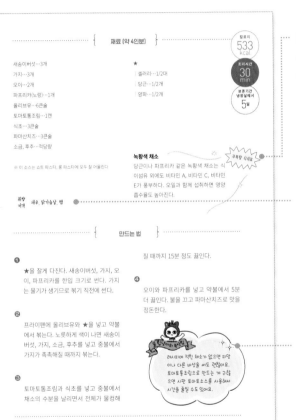

주목할 식재료

'맛있다'와 '살 빼기'를 둘 다 이루어주는 훌륭한 식재료를 소개합니다.

취향 저격 재료는 더!

파스타 다이어트에서 참는 건 금기사항. 스트레스 없이 지속할 수 있도록 각 레시피와 궁합이 좋은 토핑을 제안합니다. 다음 쪽의 '취향 저격' 목록도 함께 참고해주세요.

꿀팁냥이의 속삭임

똑똑한 꿀팁냥이가 요리하는 시간을 줄여주는 비법과 수고를 더는 비법을 알려드립니다. 바쁜 여러분을 꿀팁냥이가 살뜰하게 도와드릴게요!

'취향 저격' 목록

❶ 채소(식이섬유) 플러스

① 버섯류

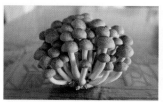

팽이버섯, 새송이버섯, 만가닥버섯 등 좋아하는 버섯을 골라 파스타와 함께 삶거나 부재료와 함께 볶아요.

② 청경채, 소송채

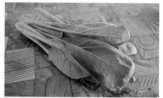

아삭아삭한 식감과 포만감, 저렴한 가격이 매력. 다른 녹황색 채소에 비해 독특한 향이 없고, 파스타와 궁합도 좋습니다.

③ 브로콜리, 파프리카

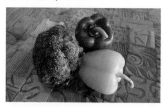

다이어트에 좋은 비타민이 풍부하게 포함되어 있습니다. 냉동제품은 저렴하므로 많이 사서 비축해두어도 좋아요.

④ 미역

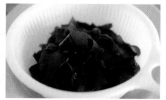

마무리로 살짝 곁들이거나 국물파스타에 넣어 즐겨보세요. 마른미역을 물에 불려서 활용해도 됩니다.

❷ 단백질 플러스

⑤ 완조리 닭가슴살

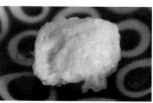

편의점, 마트에서 쉽게 구매할 수 있어요. 어떻게 조리하는지에 따라 메인이 되기도 해요. 다이어트용 고기로 매우 훌륭합니다.

⑥ 게맛살

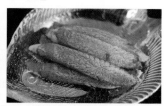

마무리로 토핑하기만 해도 해산물 요리 느낌이 물씬. 파스타 색감을 다채롭게 연출할 때도 요긴합니다.

이 책에 소개한 레시피를 그대로 만들어도 맛있어요.
하지만 사람에 따라 "뭔가 좀 부족한데……" 하고 느껴진다면 다음 식재료들을 더해보세요.
취향에 맞춰 추가하기만 해도 다이어트 효과와 만복감이 동시에 올라가는 효과가 있답니다.
본문에는 여기 소개한 식재료 외에도 각 레시피에 맞춘 취향 저격 식재료들이 다양하게 등장합니다.

⑦ 메추리알

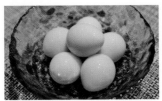

그릇에 담겨 있기만 해도 기분이 좋아지는 행복한 식재료. 일반적인 달걀과 마찬가지로 영양 밸런스가 좋고 저당질입니다.

⑧ 콩

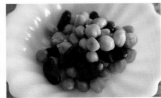

삶은 콩, 볶은 콩, 생콩 순서로 단백질이 많아요. 삶은 콩을 소분해 냉동보관해두면 육류나 생선에는 없는 식감을 즐길 수 있어요.

⑨ 파마산치즈

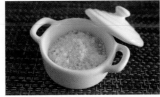

파마산치즈의 1큰술당 열량은 약 30kcal. 적당한 염분이 파스타에 깊은 맛과 감칠맛을 더해줍니다.

⑩ 견과류

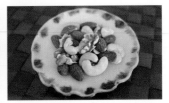

양질의 지방을 포함하고 있어서 적당히 섭취하면 다이어트 중의 영양부족과 스트레스를 해소해줍니다.

⑪ 달걀노른자

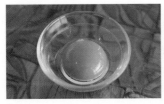

미트소스로 만든 파스타나 냉파스타에 달걀노른자를 추가하면 부드러운 맛이 입 안을 가득 채워요.

⑫ 그릭요거트

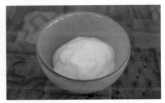

고단백 저지방이면서 생크림 같은 깊은 맛을 느낄 수 있습니다. 유청이 제거되어서 유당불내증이 있는 사람도 먹을 수 있어요.

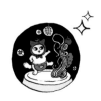

1장

삶기만 하면 단숨에 완성! 간단 10분 파스타!

2장

미리 만들어두는 저장용 파스타 소스

3장

왕창 배부른 고기 파스타

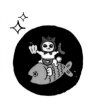

4장

건강 챙기는 채소 & 어패류 파스타

5장

마음이 평온해지는 따뜻한 국물파스타

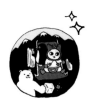

6장

눈이 즐거운 상큼한 냉파스타

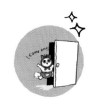

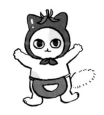

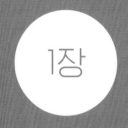

1장

삶기만 하면 단숨에 완성!

간단 10분 파스타!

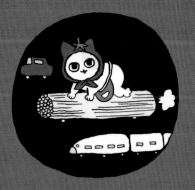

모치코,
파스타 다이어트를 만나다

모치코는 서른 즈음의 직장인 여성. 통통한 체형이라 항상 이런저런 다이어트를 시도하지만 한 번도 제대로 성공해본 적이 없다. 실의에 빠진 어느 날 혼자 식당에 갔다가 운명적인 상대와 마주치는데……

 나란 애는 참, 뭘 해도 안되는구나. 다이어트는 왜 이렇게 어려울까? 6개월간 PT 받으며 힘들 게 당질제한해서 인생 최대치로 살이 빠졌지만 결국 요요로 다시 찌고. (중얼중얼) 날씬한 몸 매에 어울리는 예쁜 옷 한 번 입어보는 건 다음 생에나 이룰 수 있으려나……(홀쩍)

나도 모르게 한 혼잣말에
바로 옆에 앉아 있던 의문의 여성이 말을 걸어왔다.

 뭘 그렇게 풀이 죽어 있어요? 한창 좋을 나이에 그렇게 슬픈 얼굴을 하면 어떡해요! 단도직입 적으로 말하는데, 조금 전의 혼잣말을 듣자 하니 꿈꾸던 몸매를 갖기 위해서 살을 빼고 싶은 거죠?
혹시 파스타 좋아해요?

처음 보는 사람이 갑자기 말을 걸어 놀란 토끼 눈이 되었지만,
한편으로는 걱정해주는 마음이 느껴져 고맙기도 했다.

 파, 파스타는 좋아하지만, 당신은 누구세요? 그나저나 우리 초면이죠?

 다이어트로 고민하는 듯해서 파스타 다이어트를 알려주고 싶어서요. 아, '파스타 다이어트'란 제가 고안한 건데, 제법 평이 좋은 다이어트법이거든요. 저는 식문화연구가로, 대학교에서 영 양학과 기초의학, 세포정보학 등을 배웠어요.
그러니까 잘못된 정보를 가르치지는 않지만, 그렇다고 해서 무조건 과학적으로 올바른 지식 이나 다이어트법만 가르칠 생각도 없어요. 왜냐하면 아무리 과학적으로 올바르다고 해도 우리 는 식욕이라는 본능에서 벗어날 수 없으니까요. 그러니까 스트레스 없이 즐겁게 오래도록 지 속할 수 있는 진정한 다이어트법을 알려주고 싶은데, 그게 바로 파스타 다이어트랍니다! 아, 제 이름은 스기 아카쓰키예요.

뭐지, 갑자기 흥분하시네?

하지만 나쁜 사람은 아닌 것 같다는 생각이 들었다.

 그, 그럼 알려주세요. 그 파스타로 살 빼는 방법을. 탄수화물인 파스타로 살이 빠진다니 믿을 수 없지만, 그게 정말이라면 알고 싶어요! 저는 모치코라고 해요.

 모치코군요. 파스타를 먹고 살이 쪘다면 그건 섭취 방법을 제대로 몰라서 그래요. 파스타 다이 어트는 무리하지 않으면서 일상에서 적용할 수 있고, 무엇보다 스트레스 없이 이어나갈 수 있 는 굉장한 다이어트랍니다! 어쨌든 중요한 건 즐겁게, 맛있게 한 달 동안 제 제안대로 파스타 생활을 만끽하기만 하면 돼요! 다이어트 중이라는 사실을 까맣게 잊는 다이어트를 체감할 수 있을 거예요!

 정말요? (눈 번쩍) 알겠어요. 저는 한다면 하는 사람이니까, 반드시 살을 빼볼게요! 감량길만 걸을 수 있도록 최선을 다할게요! 그러니까 파스타 다이어트를 알려주세요!

즐겁고 맛있는 파스타 다이어트,

이제 시작이다!

파스타로 정말
살을 뺄 수 있어요?

스기쌤과 우연히 만나면서 시작된 모치코의 파스타 다이어트. 음식에 관한 지식과 직함을 가지고 있는 스기쌤이 지도한다고는 하지만, 과연 정말로 파스타로 살을 뺄 수 있을까?

 스기쌤 저 정말 살을 뺄 수 있을까요? 좋아하는 파스타를 꼬박꼬박 챙겨 먹는데 살이 빠진다니, 그런 꿈같은 이야기가…… 과연 가능할까요?

 모치코, 좋은 질문이에요! 다이어트를 할 때 중요한 것은 이론과 마음이에요. 왜 살이 빠지는지 이론을 이해하면서, 즐겁게 다이어트에 돌입할 수 있는 정신상태가 중요해요. 다이어트를 해야 한다고 생각해도 몸무게가 줄어드는 원리를 이해하지 못하거나 의문을 품은 상태라면 마음이 다이어트를 받아들이지 못해서 잘 진행이 되지않거든요.

 원리를 이해한다……. 하지만 저는 이과 쪽은 잘 몰라서 열량을 의식하는 정도가 고작인걸요. 게다가 열량을 제한했는데도 살이 안 빠졌으니까 분명 뭔가 잘못된 점이 있는 거겠죠?

 아주 좋은 지적이에요! 그래요, 진정한 다이어트는 열량제한만으로는 불가능해요. '달콤한 빵' 과 '채소가 듬뿍 들어간 도시락'을 비교하면, 둘 다 열량은 같아도 영양 밸런스는 완전히 다르잖아요. 그런 것처럼 당질만 섭취한 경우와, 당질과 함께 단백질, 지방, 식이섬유를 고루 섭취한 경우는 설령 열량이 같더라도 다이어트 성공률이 확 달라진답니다!

 그럼 제가 파스타를 섭취하는 방법이 잘못되지는 않았을 거예요. 양이 많은 파스타는 주문한 적이 없고, 버터나 오일을 사용하지 않는 파스타만 사 먹거나 만들어 먹었거든요!

 음, 그랬군요. 모치코, 평소에 먹는 파스타 양이 몇 g인지 알고 있나요?

 그 정도는 저도 알아요! 늘 소분해서 종이로 감아 파는 파스타 면을 사용하고 있으니까요. 100g이에요! 그 이상 먹은 적은 없어요!

 모치코, 잘 들어요. 파스타 건면 100g을 삶으면 240g이 되는데, 이 240g을 흰쌀밥으로 환산하면 큰 밥그릇 하나 분량과 같아요.

그, 그러니까 파스타(건면) 100g을 먹는다는 건 큰 밥그릇으로 흰쌀밥 한 그릇을 먹는 것과 같다는 거군요……. (동공 지진)

 모치코, 좌절해서는 안돼요! 지금이라도 깨달았으니 늦지 않았어요. 자세한 이야기는 다음 쪽에서 설명하겠지만, 여기서 제가 하고 싶은 말은, 일반적으로 사용하는 파스타(건면) 한 끼 분량 100g은 너무 많다는 거예요. 파스타 요리가 나쁜 게 아니에요. 섭취하는 파스타 분량이 잘못된 거죠.

 몰랐어요……. (계속 동공 지진) 그런데 애초에 '파스타(건면)는 한 끼에 100g'이라는 건 누가 정한 거예요?

 원래 이탈리아에서는 일반적으로 전채요리나 메인요리에 곁들여 파스타를 먹지만, 우리는 그렇지 않죠. 그냥 딱 파스타만 먹잖아요? 그렇다 보니 파스타 한 그릇으로 한 끼를 만족스럽게 먹을 수 있는 양으로 100g이 정착된 거라고 생각해요.

 파스타로 살을 빼려면 우선 파스타 분량을 재검토할 필요가 있다는 말이군요. 하지만 양을 줄인다는 건 '다이어트야!', '참아야 돼!' 하는 느낌이 강해서 쉽게 좌절할 것 같아요. 스기쌤이 말한 "즐겁다, 맛있다, 스트레스 없는 파스타 다이어트"와는 거리가 있는데요?

 그 불안감을 잠재워준다는 게 바로 파스타 다이어트의 굉장한 점이죠. 단순히 양을 줄여서 참아야만 하는 다이어트가 아니니까 걱정 마세요. 자, 파스타 양을 자연스럽게 조절하면서 배부르게 먹고 다이어트 효과도 얻을 수 있는 비법을 설명할게요!

Check Point

- 다이어트는 열량제한만 해서는 성공할 수 없다.
- 일반적으로 한 끼에 먹는 파스타(건면) 100g은 큰 밥그릇으로 흰쌀밥 한 그릇을 먹는 것과 같다.

살 빠지는 파스타의
정체는?

 지금부터 파스타 다이어트의 원리를 설명할게요!

우선은 모두가 신경쓰는 '당질'에 대해서. 파스타(건면)와 흰쌀밥의 당질량과 열량을 비교해보겠습니다!

건면 파스타 100g을 삶으면 240g이 돼요. 이 중량을 단순하게 환산하면 흰쌀밥 큰 밥그릇 하나와 같다고 앞에서 설명했지요. 파스타는 흰쌀밥보다 GI지수가 낮긴 하지만, 100g이라면 밥 한 공기보다 당질량이 많아진다는 점에 주목해주세요.

{당질량 비교}

파스타 건면 100g = 삶은 파스타 240g	→	당질량 : 69.5g, 378kcal
흰쌀밥 큰 밥그릇 하나 = 240g	→	당질량 : 87.9g, 403kcal
흰쌀밥 작은 밥그릇 하나 = 140g	→	당질량 : 51.5g, 235kcal

즉 **당질만 따졌을 때 파스타(건면) 100g은 양이 너무 많습니다.** 여기서 다이어트에 직결되는 중요한 정보를 드릴게요. 애초에 **파스타는 빵이나 흰쌀밥보다 GI지수가 낮아서 다이어트에 적합하다는 사실**은 틀림없어요!

{GI지수 비교}

파스타 : 65 < 롤빵 : 83 < 흰쌀밥 : 88 < 식빵 : 95

GI지수가 낮은 음식의 훌륭한 점은, 체내에 지방이 축적되지 않도록 도와줘서 결과적으로 살이 찌지 않도록 해준다는 거예요!

자세히 설명하자면 GI지수에서 GI는 Glycemic Index의 줄임말로, 음식이 체내에 흡수되어 당으로 변해 혈당이 상승하는 속도를 포도당을 기준(100)으로 나타낸 수치입니다. GI지수가 낮을수록 불필요한 지방이 쌓이지 않으며 살 또한 잘 찌지 않아요. 또 혈당치가 완만하게 상승하거나 하강하므로 공복감을 덜 느끼게 됩니다.

즉 **같은 당질량이라면 흰쌀밥보다 파스타가 살이 덜 찐다**는 사실! 다만 계속 강조하지만, 파스타(건면)를 한 끼에 100g을 먹으면 흰쌀밥 큰 밥그릇 하나를 먹는 것과 같아지므로, 한 끼 분량의 파스타 양을 작은 밥그릇 하나 분량과 같은 당질로 맞출 필요가 있어요.

결론적으로,
다이어트에 알맞은 파스타(건면) 한 끼 분량은 다음과 같아요!

파스타 건면 **74g**　　　→　　　당질량 **51.4g**, **279kcal**

즉 파스타를 '건면 약 70g = 흰쌀밥 작은 밥그릇 하나 분량의 당질량'으로 맞춰서 흰쌀밥 식
생활보다 다이어트하기 쉬운 메뉴를 만드는 것이 파스타 다이어트의 전략입니다.

파스타 다이어트의 기본

파스타(건면) 70g으로 맛있는 파스타를 배불리 먹고, 스트레스 없이 즐겁게 다이어트를
지속한다
파스타(건면) 분량은 한 끼당 70g! 그리고 파스타 다이어트를 도와주는 요소는 바로 '살 빠
지는 소스'와 '살 빠지는 부재료'예요. 이 2가지는 파스타를 좀더 맛있게 해주면서 만족도도
올려주는 슈퍼스타랍니다. 게다가 놀랍게도 당질 흡수를 완만하게 해주는 효과도 있어요!

교훈

'살 빠지는 소스'와 '살 빠지는 부재료'는 파스타 요리의 만족도를 높여주면서 당질 흡수 또
한 완만하게 만드는 효과를 발휘하는 슈퍼스타다
그럼 다음 쪽부터 '살 빠지는 소스'와 '살 빠지는 부재료'를 자세히 설명할게요!

Check Point
- 파스타는 흰쌀밥이나 빵보다 살이 덜 찌고 포만감도 오래간다.
- 한 끼당 파스타(건면) 70g으로 다이어트를 할 수 있다.
- '살 빠지는 소스'와 '살 빠지는 부재료'를 활용하면 배도 부르고 당질제한
  도 할 수 있다.

다이어트 효과를 높이는
'살 빠지는 소스'

 우선은 '살 빠지는 소스'부터.
이 소스를 만들기 위해서는 3가지 포인트가 있어요!

첫째, 오일

파스타 요리에 쓰는 오일이라고 하면 올리브유가 대표적이에요. 하지만 열량을 걱정해서 오일을 아예 빼버리는 사람이 있죠? 실은 이 부분부터 잘못되었어요. **오일을 넣어서 파스타를 조리하면 당질 흡수를 완만하게 해주는 효과**가 있거든요! 즉 오일 안 넣고 파스타를 먹는 것보다 살이 덜 찝니다.
물론 너무 많이 사용하는 것은 좋지 않으니 적당량(한 끼당 1~2큰술)을 반드시 지켜주세요.
참고로, 어떤 오일이든 효과는 비슷하지만 올리브유에는 심근경색이나 뇌경색 등의 위험을 낮춰주는 효과도 있으니 올리브유를 적극적으로 활용했으면 해요.

둘째, 국물파스타

허기가 졌을 때 따뜻한 수프를 먹고 위로받는 듯한 행복한 기분을 느낀 적이 있지요? 이렇듯 **장이 따뜻해지면 포만감을 쉽게 느끼게** 되는데, 바로 그 만족감을 활용한 것이 국물파스타예요.

셋째, 냉파스타

냉파스타란 면을 포함한 파스타 전체를 차갑게 식히는 거예요. 삶은 파스타를 얼음물에 차갑게 식히면 **저항성전분**이 늘어나요. 이건 **당질이지만 흡수가 더디고 열량으로 변하기도 어렵다는 특징**이 있어서 다이어트에 안성맞춤입니다. 게다가 냉파스타로 만들면 손쉽게 특별한 느낌의 일품요리를 연출할 수 있어서 맛있는 파스타 만들기에 빼놓을 수 없지요!

Check Point

○ '오일 = 살찐다'는 큰 오해다.
○ 국물파스타는 만족도를 높이는 데 효과적이다.
○ 파스타를 차게 식히면 당질 흡수를 억제할 수 있어서 열량 또한 낮아진다.

배가 잘 안 꺼지는
'살 빠지는 부재료'

 이어서 '살 빠지는 부재료'에 대해서 설명할게요.
이번에도 3가지 포인트가 있어요!

첫째, 평소보다 부재료 양 2배 이상

이건 만족감을 높이는 가장 간편한 방법이에요. 파스타 전체 양을 늘리는 것뿐만 아니라 씹는 횟수도 늘어나기 때문에 금방 배가 불러요. 하지만 그렇다고 해서 아무거나 넣으면 안돼요. 다이어트 효과를 높이려면 **단백질과 식이섬유를 중시**해서 식재료를 고릅시다.

둘째, 단백질 활용

단백질은 육류, 생선, 콩 등에 포함되어 있고, 근육의 에너지원이 되는 영양소입니다. **근육이 늘어나면** 기초대사량이나 소화하는 열량도 늘어나서 **지방이 연소되기 쉬워져요.** 이상적인 것은 고단백에 저지방. 하지만 너무 의식하면 도리어 스트레스가 될 수 있으니 적당히 의식합시다! (운동선수를 목표로 한다면 완전 의식!)

셋째, 식이섬유 활용

식이섬유는 앞에서 말한 오일과 마찬가지로 **당질 흡수를 완만하게 해주는 효과**가 있어요. 먹는 순서를 지키는 다이어트는 이 법칙을 활용한 것입니다. 식이섬유가 들어간 식재료를 고를 때 의식할 포인트는 채소나 버섯류, 해초류를 적극 활용하는 것입니다. 이 외에도 다이어트에 도움 되는 대사촉진 효과가 있는 영양소도 있는데, 그런 부분은 각 레시피에서 소개하겠습니다!

Check Point

○ 포만감을 높이는 가장 간단한 방법은 부재료 양을 2배 이상 넣는 것이다.
○ 단백질은 건강과 지방 연소를 위해서 필요하다.
○ 식이섬유는 당질 흡수를 완만하게 해준다.

요리 곰손,
완전 초보예요

 스기쌤, 저는 요리 곰손인데요, 그래도 맛있는 파스타를 만들 수 있을까요?

 물론이죠, 걱정할 필요 없어요. 특히 1장에서 소개하는 레시피는 요리 초보자도 걱정 없이, 손쉽게 만들 수 있는 것만 모았으니까요!

 하지만 다이어트를 위한 특별한 파스타니까 생소한 조리기구라든지 비싼 재료나 조미료를 사용할 때도 더러 있지 않나요?

 아뇨, 그것도 걱정 마세요. 조리기구나 조미료를 고루 갖추지 않은 자취생도 쉽게 만들 수 있도록 고안했으니까요!

 그렇다면 저 같은 귀차니스트도 할 수 있다는 건가요?

 다이어트는 동기라든지 얼마나 지속하기 수월한지가 중요해요. 자, 우선은 가장 간단한 파스타부터 시작해봅시다. 버무리거나 섞기만 해도 뚝딱 완성된답니다!

 네? 그것뿐이라고요? 그렇다면 저도 만들 수 있겠네요!

 그리고 파스타 다이어트를 시작하기 전에, 파스타 다이어트의 기본을 떠올려주세요. 파스타(건면) 한 끼 분량은 70g이라는 것, 이것만큼은 꼭 지켜주세요. 책 맨 뒤에 'DIY 파스타 다이어트 전용 메저(분량 측정 도구)'를 실었으니 활용해주세요.

 이건 정말 편리하네요. 게다가 귀엽기까지! 냉장고 문에 붙여두고 사용할게요.

 나머지는 각 레시피에서 '살 빠지는 포인트'로 정리해뒀어요. 다이어트를 돕는 식재료도 소개해뒀으니 재밌게 읽으면서 꼭 외워줬으면 해요!

 만들어 먹으면서 자연스럽게 다이어트 지식도 익힐 수 있다니, 왠지 신나요!

 그래요, 그 감정이 중요해요. 그리고 이건 가장 중요하게 여겼으면 하는 건데요, 우리는 감정이 있는 동물이에요. '좀더 먹고 싶다'고 느낄 때도 분명 있을 테지요. 그럴 때는 '취향 저격' 목록(14쪽)이나 '부재료 반찬 수첩'(128쪽)에서 먹고 싶은 것을 골라보세요. 모두 어느 파스타에 나 다 잘 어울리고, 다이어트를 하면서 먹기에 좋은 식품들이에요!

 먹고 싶은 욕구를 이해해주시다니, 감동이에요! 먹고 싶을 때 온 힘을 다해 참아보지만, 결국 참다 못해 폭식하다 보니 요요가 오더라고요.

 그리고 1장에서 지켜줬으면 하는 건 바로 오일과 제대로 섞는 거예요. '오일 = 살찐다'고 생각 하는 사람도 있지만, 오일과 파스타를 섞으면 당질이 흡수되는 속도가 완만해지는 효과가 있 기 때문에 다이어트에 최적이랍니다! 오일은 올리브유가 가장 좋아요.

 그거라면 저도 바로 할 수 있어요. 지금 당장 올리브유를 사올게요!

 아, 그리고 본격적인 레시피 소개에 들어가면 수란이 자주 등장해요. 여기서 수란 만드는 법을 미리 간단히 소개할게요!

①내열용기에 달걀이 담길 정도로 따뜻한 물을 붓고 달걀을 톡 깨뜨려 넣어주세요. 소금은 취 향에 따라 넣어요.

②전자레인지에 넣고 1분~1분 30초 정도 돌려요.

③여열로 10~20초 더 익히다 건져내세요. (②, ③ 모두 취향에 따라 시간을 가감하세요.)

Check Point

○ 버무리거나 섞기만 하면 되는 간단 파스타부터 시작한다.

○ 좀더 먹고 싶어지면 참지 말고 '취향 저격' 목록이나 '부재료 반찬 수첩'을 활용한다.

○ 올리브유 기술을 구사해서 당질이 흡수되는 속도를 완만하게 한다.

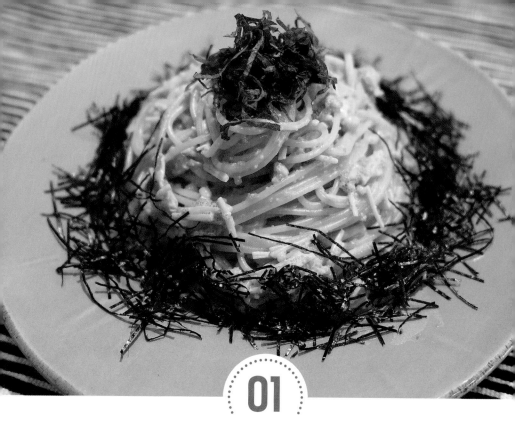

진하고 고소한 명란파스타

명란파스타는 좋아하지만 버터는 안 넣고 싶다는 분께 딱 좋은 한 그릇.
씹을 때마다 입 안 가득 퍼지는 감칠맛을 느껴보세요.

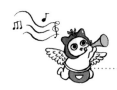

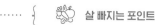 살 빠지는 포인트

① **팽이버섯**
식이섬유가 풍부하며 저열량인 다이어트 식재료. 팽이버섯의 감칠맛이 만족감을 높여준다.

② **구운 김**
비타민과 미네랄이 풍부해서, 다이어트 중

깨지기 쉬운 영양 밸런스를 바로잡아준다.

③ **1/2하프마요네즈**
일반 마요네즈나 버터보다 저지방이면서 저열량이다. 명란젓과 궁합도 좋다.

┤ 재료 (1인분) ├

칼로리
498
kcal

조리시간
10
min

파스타…70g
명란젓…1개(약 30g)
팽이버섯…1/2봉지(약 100g)
다시마(말린 것)…1조각
구운 김(채썬 것)…원하는 양
깻잎(채썬 것)…원하는 양

★
| 올리브유…1큰술
| 1/2하프마요네즈…1큰술
| 간장…1작은술

팽이버섯

얇고 긴 팽이버섯은 파스타 양을 늘리기에 안성맞춤. 파스타에도 명란젓에도 잘 어우러지도록 길이는 2㎝가 베스트. 아삭아삭한 식감과 독특한 단맛이 파스타 전체를 맛있게 정돈해준다.

주목할 식재료

취향저격
오징어회, 게맛살, 다진 피망이나 브로콜리

┤ 만드는 법 ├

① (밑준비)

팽이버섯은 2㎝ 길이로 썬다. 명란젓은 얇은 막을 벗기고 속만 발라낸다. 볼에 명란젓과 ★을 넣고 한데 섞는다.

② (삶는다)

다시마 1조각을 넣은 뜨거운 물에 파스타를 삶는다. 다 삶기 1분 전에 팽이버섯을 넣고, 시간이 다 되면 함께 체반에 건져낸다. 다시마는 꺼내서 버린다.

③ (섞는다)

①의 볼에 파스타와 팽이버섯을 넣고, 뜨거울 때 재빨리 섞는다.

④ (마무리)

그릇에 **③**을 소복이 담고, 구운 김과 깻잎을 듬뿍 토핑한다.

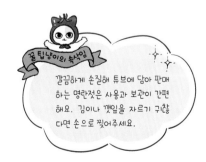

꿀 팁 냥이의 속삭임

깔끔하게 손질해 튜브에 담아 판매하는 명란젓은 사용과 보관이 간편해요. 김이나 깻잎을 자르기 귀찮다면 손으로 찢어주세요.

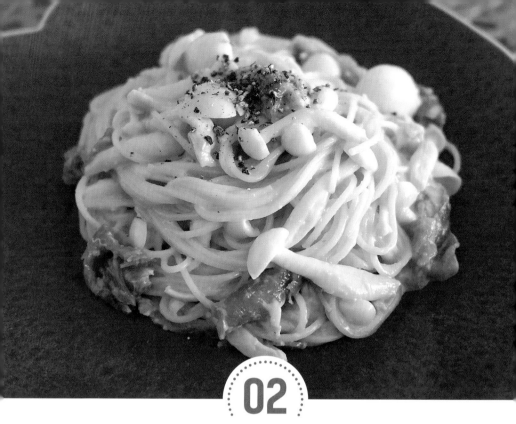

살찌지 않는 까르보나라파스타

진한 파스타의 대표선수 까르보나라를 다이어트식으로 변형했어요.
저당질 식품인 달걀노른자와 치즈를 활용해 진한 맛을 마음껏 즐겨보자고요.

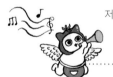

{ **살 빠지는 포인트** }

① **생햄**
돼지 등심이나 뒷다리살을 사용하기 때문에 베이컨과 비교해 불필요한 지방질이 없고 건강하다. 고급스러운 향도 매력. 당질 대사에 중요한 비타민 B1도 포함하고 있다.

② **흰색 만가닥버섯**
갈색 만가닥버섯보다 쓴맛이나 버섯 특유의 향이 없고 단맛이 있어서 파스타에 섞어 먹으면 맛있다.

③ **그릭요거트**
고단백이면서 저지방인 발효식품. 되도록 무설탕에 저지방인 것을 고르자.

칼로리
651
kcal

조리시간
10
min

파스타…70g

생햄…3장

흰색 만가닥버섯…1팩(약 50g)

달걀노른자…1개

흑후추…약간

★

| 그릭요거트…1/2개(약 50g)

| 올리브유…1큰술

| 파마산치즈…2큰술

| 간장…1/2작은술

그릭요거트

유청과 수분을 제거한 요거트. 질감이 단단
하고 맛이 진해서 생크림 대용으로 활용할
수 있다.

☆

주목할 식재료

☆

취향
저격 생햄 추가, 치즈, 수란

····························· { 🍲 만드는 법 } ······························

❶ (밑준비)

생햄은 손으로 찢고, 흰색 만가닥버섯은
밑동 끝부분을 잘라내고 작게 몇 덩이로
나눈다. 볼에 달걀노른자와 ★을 넣고 한
데 섞는다.

❷ (삶는다)

파스타를 삶는다. 다 삶기 1분 전에 흰색
만가닥버섯을 넣고, 시간이 다 되면 함께
체반에 건져낸다.

❸ (섞는다)

❶의 볼에 파스타와 생햄, 만가닥버섯을
넣고 뜨거울 때 재빨리 섞는다.

❹ (마무리)

그릇에 ❸을 소복이 담고 후추를 뿌린다.

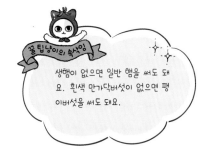

꿀팁냥이의 속삭임

생햄이 없으면 일반 햄을 써도 돼
요. 흰색 만가닥버섯이 없으면 팽
이버섯을 써도 돼요.

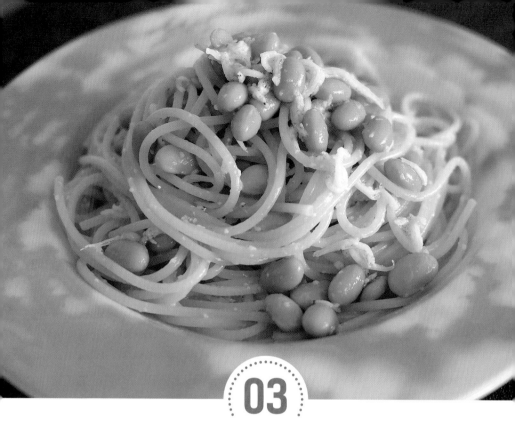

03

꿀맛 감칠맛 **잔멸치풋콩파스타**

평범한 파스타는 금방 질린다는 이에게 추천!
감칠맛이 풍부한 누룩소금과 참기름의 운명적인 만남이 깊은 맛을 연주합니다.

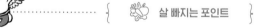 **살 빠지는 포인트**

① **풋콩**
당질 대사를 활발하게 해주는 비타민 B1이
풍부하다.

② **잔멸치**
칼슘은 다이어트 중에 생길 수 있는 짜증을
가라앉혀준다.

③ **참기름**
감칠맛을 더하고, 혈당 수치가 급격하게 올
라가는 것을 막아준다.

----------------------------- { 🍴 재료 (1인분) } -----------------------------

칼로리
576
kcal

조리시간
10
min

파스타…70g

풋콩*(삶은 것)…100g

잔멸치…20g

* 풋콩 대신 완두콩도 괜찮다

★

｜ 누룩소금**…1작은술

｜ 참기름…1큰술

** 히말라야 핑크소금이나 죽염도 괜찮다

풋콩

콩과 채소의 영양소가 모두 들어 있는 우수한 식재료. 단백질과 식이섬유, 칼륨 등이 풍부하게 들어 있어 다이어트를 할 때 특히 많이 활용하면 좋은 식재료.

주목할 식재료

취향
저격   수란, 파마산치즈, 구운 김

----------------------------- { 🥄 만드는 법 } -----------------------------

❶ (밑준비)

볼에 꼬투리를 깐 풋콩과 잔멸치, ★을 넣고 한데 섞는다.

❷ (삶는다)

파스타를 삶는다.

❸ (섞는다)

❶의 볼에 파스타를 넣고, 뜨거울 때 재빨리 섞는다.

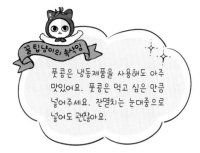

꿀 팁 냥이의 속삭임

풋콩은 냉동제품을 사용해도 아주 맛있어요. 풋콩은 먹고 싶은 만큼 넣어주세요. 잔멸치는 눈대중으로 넣어도 괜찮아요.

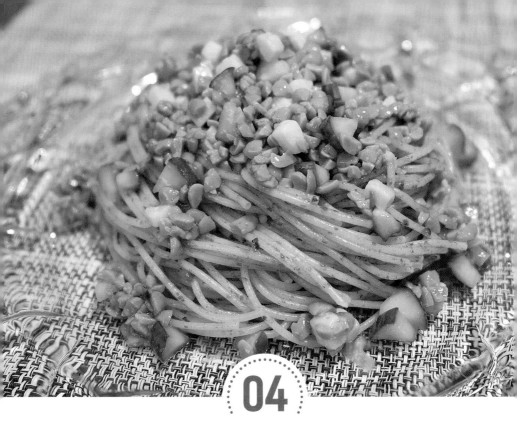

중독성 있는 낫토치즈파스타

발효식품의 깊은 감칠맛이 파스타 전체에 만족감을 더해줍니다.
파래가루와 올리브유의 조합은 꼭 먹어봐야 해요!

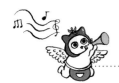

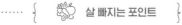 살 빠지는 포인트

① **낫토**
콩류 중에서도 저당질(1팩당 2.5g). 낫토키
나아제 성분이 혈액순환을 돕는다.

② **치즈**
우유가 치즈가 되면서 단백질과 칼슘은 농
축되고 당질은 빠져서 저당질 식재료가 된

다. 특히 칼슘은 다이어트 중의 스트레스,
짜증을 가라앉혀준다.

③ **파래**
비타민과 미네랄이 풍부해서 다이어트 중
에 깨진 영양 밸런스를 바로잡아준다. 향도
좋다.

재료 (1인분)

파스타…70g

★
| 낫토(으깬 것)…1팩
| 치즈(잘게 썬 것)…1봉지(약 60g)
| 달걀노른자…1개
| 채소절임*(다진 것)…2큰술
| 간장소스(낫토에 들어 있는 것)…1봉지
| 겨자소스…1봉지(약 1g)

* 채소절임은 단무지, 오이피클 같은 발효식품이 가장 좋다

취향 저격 으깬 낫토 추가, 치즈 추가, 다진 채소

★★
| 올리브유…1큰술
| 파래가루…1/2큰술

낫토
식물성 단백질로, 1팩으로 당근 1개 분량의 식이섬유를 섭취할 수 있다. 으깬 낫토는 파스타와 잘 어우러질 뿐 아니라 소화도 잘되니 일석이조.

주목할 식재료

만드는 법

❶ (밑준비)

작은 볼에 ★을 넣고 한데 섞는다. 큰 볼에 ★★을 넣고 한데 섞는다.

❷ (삶는다)

파스타를 삶는다.

❸ (섞는다)

❶의 큰 볼에 파스타를 넣고 뜨거울 때 재빨리 섞는다.

❹ (마무리)

그릇에 ❸을 소복이 담고 ❶의 작은 볼에 만들어둔 낫토소스를 뿌린다.

꿀팁냥이의 속삭임

으깬 낫토가 없으면 일반 낫토를 으깨거나 그냥 써도 돼요. 채소절임이 없으면 오이나 무를 넣어도 돼요.

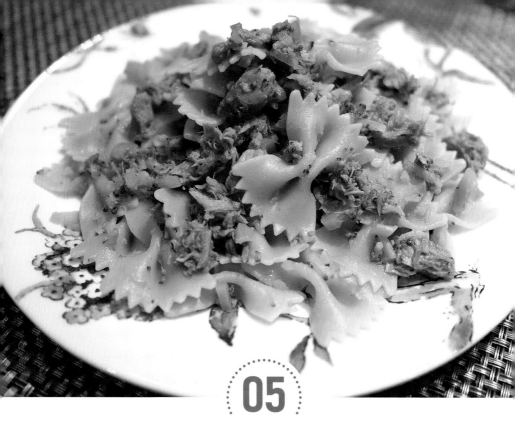

마법 같은 브로콜리참치파스타

잘게 다진 브로콜리를 파스타와 함께 삶으면 브로콜리의 단맛이 파스타에 마법을 걸어 맛도 양도 업그레이드시켜줍니다.

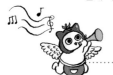

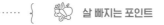 살 빠지는 포인트

① **브로콜리**
저열량에 저당질. 식이섬유, 비타민, 미네랄도 풍부해서 다이어트에 이상적인 채소.

③ **치킨스톡**
파스타에 맛깔스러운 감칠맛이 나게 해준다. 당질도 낮아서 다이어트에 알맞다.

② **참치통조림(라이트)**
유지방이 제거되어 있어서 신선한 올리브유를 듬뿍 사용할 수 있다.

칼로리
459
kcal

조리시간
10
min

쇼트 파스타*···70g

브로콜리···5줄기

★

| 참치통조림(라이트)···1캔

| 치킨스톡···1작은술

| 올리브유···1큰술

* 롱 파스타를 사용해도 된다. 레시피에 사용한 쇼트 파스타는 나비넥타이 파스타로도 불리는 파르팔레다. 쇼트 파스타는 길이가 짧아서 한 입에 간편하게 먹을 수 있고 소스도 잘 스며든다. 자세한 내용은 60쪽 참고

브로콜리

☆ 주목할 식재료

부드러운 단맛을 느낄 수 있는 채소지만, 실은 저당질(100g당 0.8g)이면서 저열량이다. 파스타 양을 늘려주면서 신선한 맛을 제공한다.

취향 저격   수란, 게맛살, 파마산치즈

······························· { 만드는 법 } ·······························

❶ (밑준비)

브로콜리는 잘게 썬다. 볼에 ★을 넣고 한데 섞는다.

❷ (삶는다)

파스타를 삶는다. 다 삶기 5분 전(냉동 브로콜리라면 2분 전)에 브로콜리를 넣고, 함께 체반에 건져낸다.

❸ (섞는다)

❶의 볼에 파스타와 브로콜리를 넣고 뜨거울 때 재빨리 섞는다.

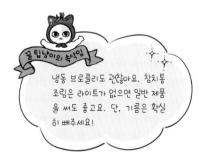

꿀팁냥이의 속삭임

냉동 브로콜리도 괜찮아요. 참치통조림은 라이트가 없으면 일반 제품을 써도 좋고요. 단, 기름은 확실히 빼주세요!

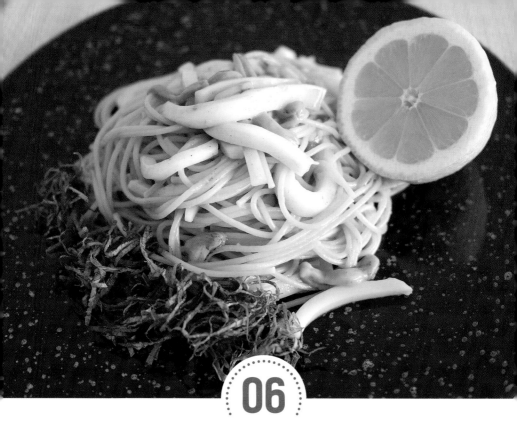

바다 향 가득 **오징어파스타**

중독성 있는 소스!
자른 오징어가 풍성하게 들어간 식감과 바다 향을 함께 즐길 수 있는 파스타랍니다.

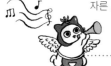 ············ { 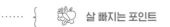 **살 빠지는 포인트** } ············

① **오징어**
양질의 단백질이면서 저열량. 타우린 성분
이 콜레스테롤 대사를 촉진한다.

② **깻잎**
칼슘과 베타카로틴이 풍부하다. 특히 베타
카로틴 함유량은 녹황색 채소 중에서 월등

히 높은 편이다.

③ **레몬**
구연산이 킬레이트 작용을 해 칼슘과 철분
흡수를 높여준다.

재료 (1인분)

파스타…70g
오징어(몸통 부분)…1/2컵
깻잎(채썬 것)…3장
레몬…1/2개(레몬즙이라면 1큰술)

★
| 오징어젓갈(헹군 것)…1큰술
| 올리브유…1.5큰술
| 백후추…약간

레몬

주목할 식재료

레몬에 함유된 비타민 C는 스트레스에 대한 내성을 키워줄뿐더러 몸의 기반이 되는 콜라겐 합성과도 관련이 있다. 되도록 레몬즙보다 생레몬을 사용하고, 가득 뿌려 먹자.

취향
저격   팽이버섯, 1/2하프마요네즈, 구운 김

만드는 법

❶ 밑준비

오징어 몸통 부분을 5cm 길이 직사각형으로 썬다. 볼에 오징어와 ★을 넣고 한데 섞는다.

❷ 삶는다

파스타를 삶는다.

❸ 섞는다

❶의 볼에 파스타를 넣고 뜨거울 때 재빨리 섞는다.

❹ 마무리

그릇에 ❸을 소복이 담고 깻잎을 곁들인 다음 레몬을 짜서 뿌린다.

꿀 팁냥이의 속삭임

손질해서 잘게 썰어 판매하는 오징어를 사면 간편합니다! 레몬이 없으면 시판 레몬즙을 넣어도 돼요.

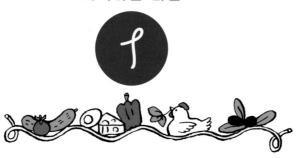

파스타 다이어트를
지 속 하 는 비 결

면을 좀더
먹고 싶으면?

이 책에서는 '파스타(건면) 한 끼 분량 70g'을 규칙으로 삼고 있어요. 때로는 "좀 더 먹고 싶어!" 하고 느낄 때도 있지요. 그럴 때의 대처법으로 제안하고 싶은 것이 **통밀 파스타**와 **저당질 파스타**입니다.

1 | 통밀 파스타

겉껍질을 제거하지 않은 통밀로 만든 파스타. 통밀의 겉껍질에는 식이섬유가 풍부해서 체내로 흡수되는 속도가 완만해져 혈당치가 급상승하지 않는다는 장점이 있습니다.

일반 파스타의 GI지수 : **65** > 통밀 파스타의 GI지수 : **50**

또한 식이섬유 외에 비타민, 미네랄 등의 영양소도 들어 있어서 다이어트 중의 영양 밸런스를 바로잡아주는 효과도 기대할 수 있습니다.

2 | 저당질 파스타

파스타 전체의 당질량과 열량을 낮춰서 만든 파스타. 당질량에 신경쓰지 않고 파스타를 배불리 먹을 수 있게 해주는 요긴한 존재랍니다.

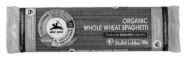

알치네로 유기농 통밀 스파게티
(자료 : Nichifutsu Boeki Corporation)

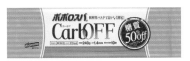

하고로모푸드 포포로스파 저당질 파스타
(자료 : Hagoromo Foods Corporation)

면을 많이 먹고 싶을 때는 참지 말고 통밀 파스타와 저당질 파스타로 **'100g 먹어도 되는 날'**을 만들어보면 어떨까요?

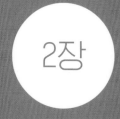

2장

미리 만들어두는
저장용 파스타 소스

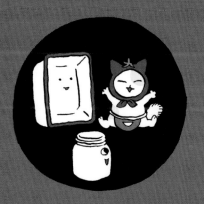

매일 요리하는 건
무리예요

 스기쌤, 1장에 소개된 파스타 6개는 전부 다 간단하고 맛있긴 한데, 요즘 미트소스가 너무 먹고 싶어요. 하지만 다이어트에 안 좋을 것 같고……

 아뇨, 그렇지 않아요. 미트소스라도 궁리해서 만들면 어엿한 다이어트 파스타로 변신한답니다! 게다가 한꺼번에 만들어서 냉동보관할 수도 있으니, 무척 편리하죠.

 네? 그건 엄청난데요! 어떻게 만드는지 너무나 궁금해요! 빨리 알려주세요!

 네, 차근차근 알려드릴게요! 2장에서는 '미리 만들어둔다'가 콘셉트인 맛있는 파스타 소스를 소개할게요.

 주말에 미리 만들어두면 평일에 늦게 퇴근해도 바로 만들어 먹을 수 있겠네요! 먹고 싶을 때 바로 활용할 수 있는 파스타 소스가 있으면 바쁠 때도 파스타 다이어트를 꾸준히 이어나갈 수 있겠어요.

 좋아하는 TV 프로그램을 연달아 보면서 만들거나, 음악을 들으면서 만드는 등 가벼운 마음으로 요리를 즐겨주세요.

 요리를 즐기게 되면 마음도 평화로워질 것 같아요. 저는 식재료를 썰거나 볶거나 푹 끓이는 작업을 연이어서 하다 보면 스트레스가 해소돼요. 가끔 술 마시면서 즐겁게 요리를 하는데, 다이어트 중에 술은 역시 자제하는 게 좋을까요?

 그런 방법도 좋네요! 다이어트 중이더라도 술을 마시는 방법(124쪽)만 신경쓴다면 마셔도 상관없어요! 그리고 물론 썰거나 볶거나 푹 끓이는 조리를 즐기는 공정도 있답니다! 하지만 어려운 조리법은 아니니까 걱정할 필요 없어요.

 그리고 또요! 너무 욕심부리는 걸지도 모르겠지만, 평소에 잘 못 챙겨 먹는 채소를 확실하게 보충할 수 있고, SNS용으로 올리기 좋은 근사한 파스타라면 훨씬 더 신날 것 같아요.

그런 솔직한 요구도 두 팔 벌려 환영해요! 그런 기대에도 충분히 부응할 수 있을 거라고 생각해요. 미트소스 외에도 알록달록한 채소를 사용한 이탈리아 전통요리를 응용한 소스나, 여자들에게 인기 만점인 아보카도를 듬뿍 사용한 소스도 생각해봤어요.

 어머, 아보카도! 정말 좋아해요! 그런데 혼자 살다 보니 다 못 먹고 버릴 때가 많아서 못 사고 있었거든요. 아, 행복해……. (눈물)

 먹을 때 기분에 따라 간단히 변형할 수 있도록 고안했으니 차가운 소스를 따뜻하게 데워서 국물파스타로 만들어 먹거나, 부재료를 추가하기도 하면서 다양하게 즐겨보세요.

Check Point

○ 미트소스도 어엿한 다이어트용 파스타가 된다.
○ 저장용 소스가 있으면 바쁠 때도 다이어트를 지속할 수 있다.
○ 저장용 소스는 창의력을 발휘하면 얼마든지 즐겁게 만들 수 있다.

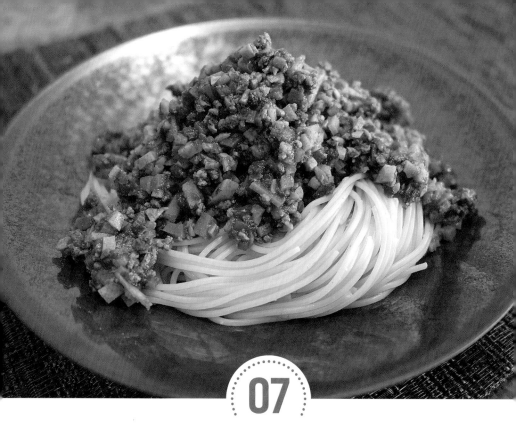

07

깊은 감칠맛 **미트소스**

당질량을 줄이기 위해 채소 선택과 케첩에 공을 들였어요.
고기와 채소를 푹 삶아 깊은 맛을 느낄 수 있습니다.

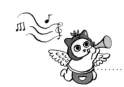

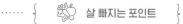 🌸 **살 빠지는 포인트**

① **돼지고기(살코기)**
당질 대사를 촉진하는 비타민 B1이 풍부하
게 들어 있다.

② **셀러리**
양파 대용으로 사용하면 향도 살리면서 당
질량을 억제할 수 있다.

③ **죽순**
저당질이면서 식이섬유가 풍부하다. 풍미
를 돋우는 효과도 있다.

칼로리
561
kcal

조리시간
50
min

보존기간
냉장실에서
5일

보존기간
냉동실에서
1달

돼지고기(살코기 다진 것)…200g
올리브유…4큰술
간장…1큰술
오레가노…1/4작은술
파마산치즈…2큰술
소금, 후추…원하는 양

★
| 셀러리…1대
| 마늘…1쪽
| 당근…1개
| 양송이버섯…1팩(7~8개)
| 죽순(삶은 것)…100g

★★
| 토마토통조림…1캔
| 무설탕 케첩…100㎖
| 레드와인…100㎖
| 치킨스톡…2개

취향
저격   삶은 달걀, 브로콜리, 찐 대두

무설탕 케첩

주목할 식재료

케첩에는 의외로 설탕이 많이 들어 있어서 다이어트 중에는 되도록 자제하는 게 좋다. 설탕과 열량을 크게 줄인 무설탕 케첩은 일반 케첩과 가격이 비슷하므로 적극적으로 대체해 사용하기를 권한다.

만드는 법

❶ 밑준비

★을 각각 잘게 다진다.

❷ 볶는다

프라이팬에 셀러리, 마늘, 올리브유를 넣고 약불에서 볶는다. 향이 배어나오면 당근, 양송이버섯, 죽순을 넣고 중불에서 3분간 볶는다. 다진 돼지고기를 넣고 붉은 기가 사라질 때까지 볶는다.

❸ 끓인다 ❶

★★을 넣고 가끔 전체를 휘저으면서 30분간 끓인다.

❹ 끓인다 ❷

간장, 오레가노를 넣고 약불에서 5분간 끓인다. 마지막에 파마산치즈와 소금, 후추로 간한다.

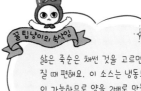

꿀 팁냥이의 속삭임

삶은 죽순은 채썬 것을 고르면 다질 때 편해요. 이 소스는 냉동보관이 가능하므로 양을 2배로 만들어서 냉동보관하면 편리합니다.

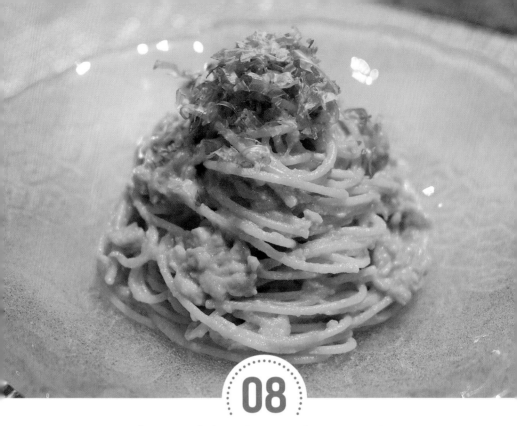

08

행복한 아보카도소스

'과일의 버터'로 불리는 아보카도가 주역인 짙으면서 진한 크림소스.
쉽게 상하는 아보카도를 알뜰하게 다 먹을 수 있는 레시피랍니다.

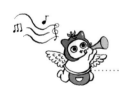

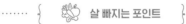 살 빠지는 포인트

① **아보카도**
진한 맛인데도 저당질. 적극적으로 활용해
야 하는 다이어트 식재료.

② **레몬**
구연산이 킬레이트 작용을 해 칼슘과 철분
흡수를 높여준다.

③ **가다랑어포**
짙은 감칠맛을 지니면서 고단백질, 저지방
인 건강함이 매력.

칼로리
540
kcal

조리시간
10
min

보존기간
냉장실에서
2일

보존기간
냉동실에서
1달

아보카도(완숙)…2개
레몬즙…레몬 1/2개 분량
쯔유간장…2큰술
설탕…1/2작은술

올리브유…한 끼 분량마다 1큰술
소금, 후추…원하는 양
가다랑어포…듬뿍

취향
저격   게맛살. 완조리 연어. 절인 생선살. 자숙 새우

아보카도

☆   ✄ 구복할 식재료

다이어트, 미용을 도와주는 식이섬유, 비타
민 E, 칼륨 등이 풍부하다. 아보카도에 포함
된 지방은 불포화지방산으로 콜레스테롤이
거의 제로. 유제품을 추가하지 않아도 크림
을 넣은 것 같은 느낌을 손쉽게 연출할 수
있다.

{ **만드는 법** }

❶ (섞는다)

씨를 제거하고 껍질을 깐 아보카도, 레
몬즙, 쯔유간장, 설탕을 비닐봉지에 넣고
전체가 고루 섞이고 페스토 같은 상태가
될 때까지 문지른다.

❷ (마무리)

올리브유와 소금, 후추는 아보카도소스
를 파스타와 버무리는 시점에 넣는다. 가
다랑어포는 그릇에 담고 나서 파스타 위
에 토핑한다.

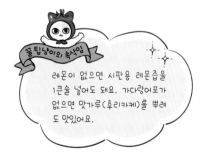

꿀팁냥이의 속삭임

레몬이 없으면 시판용 레몬즙을
1큰술 넣어도 돼요. 가다랑어포가
없으면 맛가루(후리카케)를 뿌려
도 맛있어요.

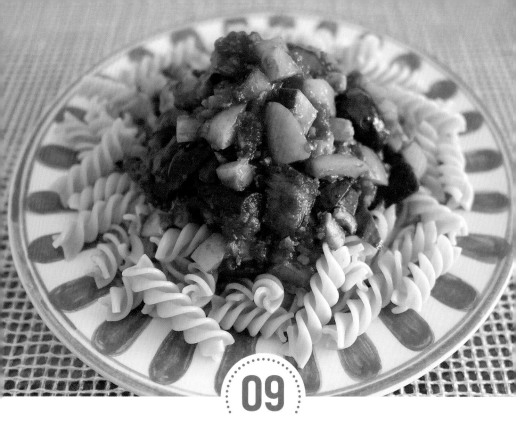

09

채소 가득 카포나타소스

카포나타는 가지, 토마토를 넣어 만드는 이탈리아 요리입니다. 여름 채소가 듬뿍 들어간
진한 토마토소스를 즐겨보세요. 차갑게 식혀 냉소스로 즐겨도 좋아요.

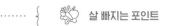 살 빠지는 포인트

① **새송이버섯**
식감이 좋고 포만감이 있는 버섯. 게다가
식이섬유도 풍부하다.

③ **파마산치즈**
당질이 낮고, 소스의 신맛을 완화시키면서
진한 맛을 더해준다.

② **식초**
꾸준히 섭취하면 내장지방과 혈중지질 수
치를 낮춰주는 효과가 있다.

칼로리
533
kcal

조리시간
30
min

보존기간
냉장실에서
5일

재료 (약 4인분)

새송이버섯…3개

가지…3개

오이…2개

파프리카(노랑)…1개

올리브유…6큰술

토마토통조림…1캔

식초…3큰술

파마산치즈…3큰술

소금, 후추…적당량

★

| 셀러리…1/2대

| 당근…1/2개

| 양파…1/2개

※ 이 소스는 쇼트 파스타, 롱 파스타에 모두 잘 어울린다

취향
저격 새우, 닭가슴살, 햄

녹황색 채소

당근이나 파프리카 같은 녹황색 채소는 식이섬유 외에도 비타민 A, 비타민 C, 비타민 E가 풍부하다. 오일과 함께 섭취하면 영양 흡수율도 높아진다.

주목할 식재료

만드는 법

❶ 밑준비

★을 잘게 다진다. 새송이버섯, 가지, 오이, 파프리카를 한입 크기로 썬다. 가지는 물기가 생기므로 볶기 직전에 썬다.

❷ 볶는다

프라이팬에 올리브유와 ★을 넣고 약불에서 볶는다. 노릇하게 색이 나면 새송이버섯, 가지, 소금, 후추를 넣고 중불에서 가지가 촉촉해질 때까지 볶는다.

❸ 끓인다 ❶

토마토통조림과 식초를 넣고 중불에서 채소의 수분을 날리면서 전체가 물컹해질 때까지 15분 정도 끓인다.

❹ 끓인다 ❷

오이와 파프리카를 넣고 약불에서 5분 더 끓인다. 불을 끄고 파마산치즈로 맛을 정돈한다.

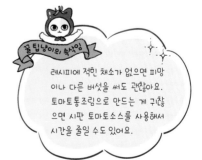

꿀팁 냥이의 속삭임

레시피에 적힌 채소가 없으면 피망이나 다른 버섯을 써도 괜찮아요. 토마토통조림으로 만드는 게 귀찮으면 시판 토마토소스를 사용해서 시간을 줄일 수도 있어요.

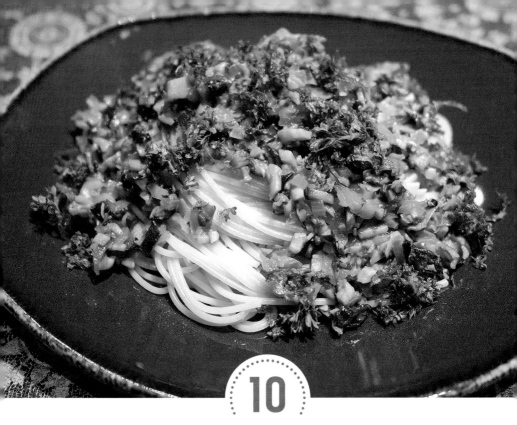

만능 재주꾼 버섯소스

다진 버섯으로 향과 감칠맛을 살린 소스. 두유를 넣으면 크림소스로,
토마토를 넣으면 토마토소스로 응용할 수 있어요. 차갑게 식혀도 맛있습니다.

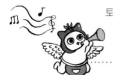

{ **살 빠지는 포인트** }

① **목이버섯(말린 것)**
식이섬유 외에도 비타민 D와 철분, 칼슘이
풍부하다. 말랑말랑한 식감은 목이버섯이
최강.

② **파슬리**
비타민 C와 베타카로틴이 풍부하다. 파슬

리 특유의 향에는 구취 예방과 진정 효과가
있다.

③ **굴소스**
감칠맛이 응축된 조미료. 맛에 강약을 더해
만족감을 높여준다.

양파…1개

마늘(다진 것)…1쪽

생강(다진 것)…1쪽

올리브유…4큰술

소금, 후추…적당량

굴소스…4큰술

1/2하프마요네즈…1큰술

파슬리(다진 것)…듬뿍

★

| 새송이버섯…1팩

| 만가닥버섯…1팩

| 잎새버섯…1팩

| 양송이버섯…1팩

| 목이버섯(말린 것)…5개

칼로리
469
kcal

조리시간
30
min

보존기간
냉장실에서
5일

보존기간
냉동실에서
1달

버섯

버섯은 냉동보관이 가능하다. 식감은 조금 나빠지지만 냉동하면 세포가 파괴되면서 오히려 감칠맛 성분과 건강한 성분이 더 쉽게 우러나오는 장점이 있다.

주목할 식재료

취향
저격 수란, 참치, 다진 고기

만드는 법

❶ 밑준비

말린 목이버섯을 미지근한 물에서 10분 정도 불린 다음 ★을 숭덩숭덩 다진다. 양파를 잘게 다진다.

❷ 볶는다 ❶

큼직한 프라이팬에 올리브유를 두르고 달군다. 마늘, 생강을 넣고 약불에서 볶는다. 향이 배어나오면 양파를 넣고 볶는다. 양파가 노릇하게 색이 나면 ★과 소금, 후추를 넣고 중불에서 전체가 촉촉해질 때까지 볶는다.

❸ 볶는다 ❷

굴소스와 마요네즈를 넣고 센불에서 단숨에 볶는다. 향긋하게 볶아야 맛있다.

❹ 마무리

파슬리는 버섯소스와 파스타를 섞을 때 넣는다.

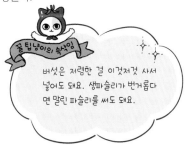

꿀팁냥이의 속삭임

버섯은 저렴한 걸 이것저것 사서 넣어도 돼요. 생파슬리가 번거롭다면 말린 파슬리를 써도 돼요.

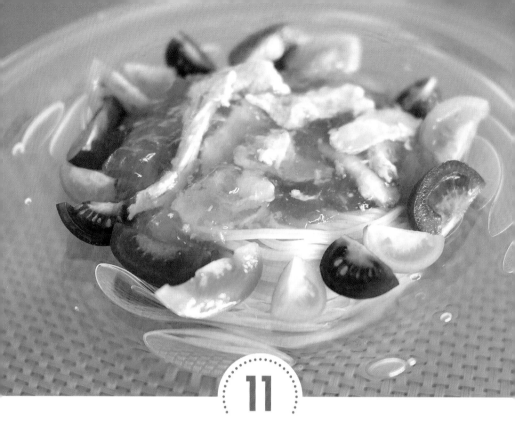

11

콜라겐 젤리 **닭날개소스**

닭날개에서 나온 콜라겐 육수는 식히면 젤리 상태가 돼요.
뼈와 고기에서 우러난 진한 감칠맛을 만끽해주세요.

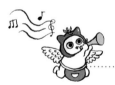

 살 빠지는 포인트

① **닭고기**
필수아미노산을 골고루 포함한 양질의 단
백질로, 콜라겐도 풍부하다.

② **토마토**
리코펜의 항산화 작용으로 다이어트 중 노
화를 방지한다.

③ **냉소스**
냉파스타는 당질 흡수율이 낮아서 다이어
트에 좋다.

칼로리
663
kcal

조리시간
70
min

보존기간
냉장실에서
5일

보존기간
냉동실에서
1달

닭날개…10개

콩소메스톡…육수 양에 맞춰 계량*

올리브유…1큰술

방울토마토…원하는 양

* 콩소메수프 만들 때와 같은 분량

※ 조리시간에 냉장고에서 식히는 시간은 포함되지 않았다

★
| 생강(슬라이스)…1쪽
| 맛술…3큰술
| 물…4컵

닭날개

우리면서 나오는 콜라겐이 식으면 젤라틴
이 되기 때문에 감칠맛 가득한 젤리소스를
손쉽게 만들 수 있다. 냉소스뿐만 아니라 따
뜻하게 데우면 깊은 맛을 느낄 수 있는 국물
파스타용 소스로도 쉽게 변신한다.

주목할 식재료

취향
저격 **따뜻한 채소, 구운 채소**

····················· { 🍲 만드는 법 } ·····················

❶ (**삶는다**)

★을 넣은 냄비에 물에 헹군 닭날개를
넣고 중불에 올린다. 끓어오르면 거품
을 걷어내고 약불로 줄인 후 뚜껑을 덮고
60분간 삶는다.

❷ (**식힌다**)

닭날개와 생강을 냄비에서 꺼낸다. 닭날
개는 뼈를 발라내고 살만 잘게 찢는다.
남은 육수를 내열용기에 넣고 콩소메스
톡을 넣어 녹인다. 잘게 찢은 살을 육수
에 도로 넣고 한 김 식으면 젤리 상태가
될 때까지 냉장고에서 식힌다. 식은 다음
위에 굳어 있는 지방을 걷어낸다.

❸ (**마무리**)

삶아서 식힌 파스타를 그릇에 소복이 담
고 닭날개소스를 뿌린다. 올리브유를 빙
두른 후 방울토마토를 썰어서 곁들인다.
닭날개소스는 사용할 만큼만 꺼내서 으
깬 다음 젤리처럼 얹으면 된다

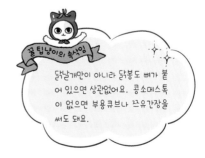

꿀 팁냥이의 속삭임

닭날개만이 아니라 닭봉도 뼈가 붙
어 있으면 상관없어요. 콩소메스톡
이 없으면 부용큐브나 쯔유간장을
써도 돼요.

파스타 다이어트를
지 속 하 는 비 결

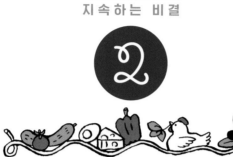

다양한
파스타 면으로 즐기자

"밥은 매일 먹어도 안 질리지만, 파스타는 왠지 좀……."

이렇게 생각하는 분이 있을지도 모르겠어요. 그래서 파스타 다이어트를 질리지 않고 맛있게 지속할 수 있는 아이디어를 소개합니다. 그중 하나가 바로 '파스타 면 종류를 바꿔서 여러 가지로 변형된 파스타 요리'를 만드는 것입니다. 마트에 가면 스파게티 외에도 다양한 건면 파스타가 있어요.

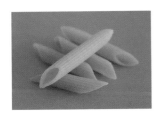

펜네

양끝이 펜촉처럼 잘린 원통형의 쇼트 파스타.
구멍이 나 있어서 소스를 잘 머금기 때문에 입에 넣었을 때 짙은 맛을 느낄 수 있습니다. 미끈하게 쏙 입으로 들어가는 일반 면과 달리 제대로 꼭꼭 씹으면서 즐길 수 있어서 포만감도 빨리 느낄 수 있어요.

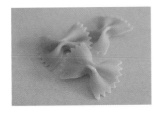

파르팔레

나비넥타이 모양을 한 쇼트 파스타.
앙증맞은 모양에 기분이 한층 올라가기 때문에 기분전환하고 싶을 때 제격입니다. 크림소스나 치즈와 함께하기 좋아요. 05번 레시피처럼 잘게 썬 브로콜리와 조합하면 풍성한 느낌도 연출할 수 있습니다.

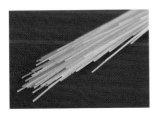

카펠리니

지름이 0.9mm인 가느다란 롱 파스타.
주로 냉파스타로 활용하지만 담백한 국물과도 잘 어울려서 소면처럼 따뜻한 국물파스타로도 대활약합니다. 푹 삶으면 부드러운 식감을 느낄 수 있어서 특히 위장이 약해져 있을 때 맛있게 먹을 수 있어요.

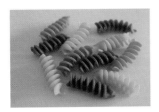

채소가 들어간 파스타

시금치나 토마토 같은 채소를 넣은 파스타 면.
버섯소스처럼 색이 단조로운 파스타 요리를 알록달록하게 해줍니다.

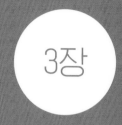

3장

왕창 배부른
고기 파스타

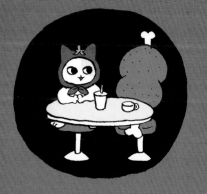

살 뺄 건데
고기를 먹어도 돼요?

 사실은 제가 세상에서 가장 좋아하는 음식이 고기거든요. 그런데 다이어트 중에는 고기를 먹을 수 없어서 하루하루가 괴로워요.

 왜 못 먹는다고 생각해요?

 살찌니까요. 지금까지 좋아한다는 이유로 고기만 자꾸 먹어서 배도 나오고, 두 팔도 통통해진 것 같아요.

 그렇군요. 다행이에요, 지금 그 얘기를 들어서. 그런데 '고기 = 뚱뚱해진다'는 건 정말 큰 오해라고 생각해요.

 네?

 물론 열량으로만 따지면 다른 식재료보다 고열량인 부위도 있어요. 하지만 열량만 따져서 다이어트를 하면 실패하는 경우가 많고, 다이어트에 적합한 고기 또한 많이 있답니다. 부위로 말하자면 비계나 지방 성분이 없는 다리살과 안심이 저지방질이면서 저열량이죠. 최근에 소고기나 돼지고기의 살코기는 암이나 동맥경화를 일으킬 위험이 크다는 연구결과가 나왔지만 먹는 양이나 빈도, 다른 식재료와 균형을 고려한다면 과식하는 일은 없을 거예요.

 저는 치킨가라아게랑 소시지를 무척 좋아하는데, 아무리 그래도 이런 건 먹으면 안되겠죠?

 그렇지 않아요! 물론 이상적인 건 튀기거나 달고 짜게 양념하지 않은 게 좋지만, 먹고 싶은데 계속 참느라 생기는 스트레스가 오히려 다이어트에는 훨씬 안 좋다고 생각해요. 그러니까 '절대 안돼!'는 없애고, 현명하게 즐길 방법을 고민하자고요. 다이어트는 이론만으로는 성공할 수 없어요. 지당한 이론은 지식으로 구김없이 받아들이면서, 먹고 싶다는 욕구도 동시에 소중히 여겼으면 해요!

 스기쌤, 왠지 위로받은 기분이에요.

그리고 말이죠, 고기는 다이어트하면서 부족해지기 쉬운 단백질, 철, 아연을 효과적으로 제공해준다는 장점을 갖고 있어요. 단백질은 중요해요. 이게 부족하면 혈액순환이 나빠질뿐더러 근육을 만드는 재료가 없어져서 기초대사량도 떨어지고 말아요. 그리고 고기에 풍부한 비타민 B1, 비타민 B2는 열량 대사를 촉진해줘요. 어쨌든 고기도 맛있게 먹으면서 파스타 다이어트를 이어나갑시다!

 지금까지 억지로 참은 게 억울해요! 스기쌤, 고기 파스타, 당장 알려주세요!

Check Point

○ '고기 = 뚱뚱해진다'는 오해다.
○ 다이어트에 적합한 고기 부위는 다리살과 안심이다.
○ 다이어트를 위해서는 단백질과 비타민 B군이 중요하다.

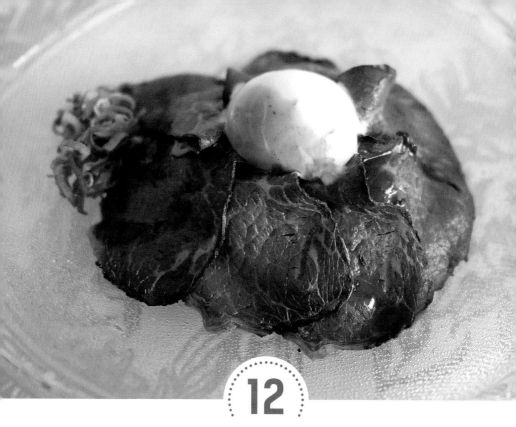

12

산처럼 쌓은 **로스트비프파스타**

다이어트 중에는 스트레스를 쌓아두지 않는 게 중요해요. 진수성찬 식재료인
로스트비프를 듬뿍 올린 파스타로 자신을 응원해주자고요!

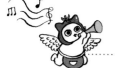

{ **살 빠지는 포인트** }

① **로스트비프(소고기 살코기)**
신진대사를 촉진하고 세포의 재생을 돕는
아연과 철, 비타민 B군이 풍부하다.

② **수란**
달걀노른자를 깨뜨려서 걸쭉하게 비벼 먹
으면 진하면서 풍부한 맛으로 변신한다.

③ **파**
파에 포함된 알리신이 당질 대사에 필요한
비타민 B1의 흡수율을 높여준다.

칼로리
686
kcal

조리시간
15
min

파스타…70g
로스트비프…7장
팽이버섯…1/2봉지(약 100g)
수란…1개

올리브유…1큰술
불고기양념…1.5큰술*
파(파란 부분 다진 것)…듬뿍

* 두 번에 걸쳐서 나누어 넣는다

로스트비프
일반적으로 소고기 살코기 부위를 쓰기 때문에 저지방이면서 양질의 단백질을 섭취할 수 있다. 촉촉한 느낌과 절묘한 날것 느낌이 특별한 매력.

주목할 식재료

취향
저격   **로스트비프 추가, 방울토마토**

🍲 만드는 법

❶ (밑준비)

팽이버섯은 2cm 길이로 썬다.

❷ (삶는다)

파스타를 삶는다. 다 삶기 1분 전에 팽이버섯을 넣고, 시간이 다 되면 함께 체반에 건져낸다.

❸ (섞는다)

볼에 파스타와 팽이버섯을 넣고, 올리브유와 불고기양념(1큰술)을 뿌려 뜨거울 때 재빨리 섞는다.

❹ (마무리)

그릇에 ❸을 소복이 담고 로스트비프를 얹은 다음 불고기양념(1/2큰술)을 뿌린다. 마지막에 수란과 파를 올린다.

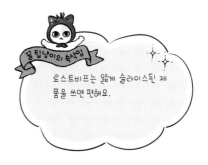

꿀 팁냥이의 속삭임

로스트비프는 얇게 슬라이스된 제품을 쓰면 편해요.

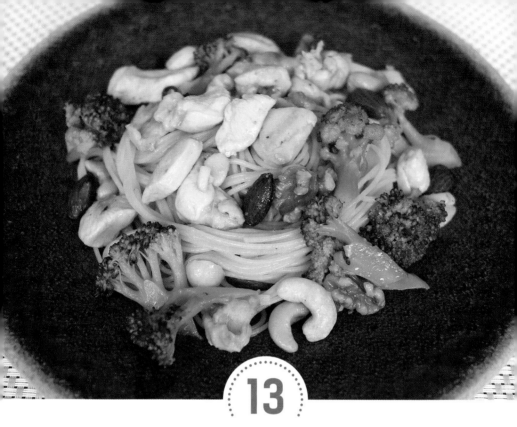

13

견과류 추가한 **닭가슴살파스타**

다이어트용 고기의 최고봉인 닭가슴살을 효과적으로 활용했습니다.
중화요리집에서 볶음요리로 나올 법한 특색 있는 조합에 주목해주세요!

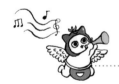

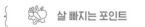 🥦 **살 빠지는 포인트**

① **견과류**
깊은 맛이 있으면서도 저당질인 점이 매력.
불포화지방산이 풍부해 미용에도 좋다.

② **브로콜리**
저열량에 저당질. 은은한 단맛이 담백한 닭
가슴살과 잘 어우러진다.

③ **전분가루**
소량만 쓰기 때문에 당질량은 적다. 농도를
걸쭉하게 하는 것만으로 만족도가 단숨에
올라간다.

칼로리
639
kcal

조리시간
20
min

파스타…70g

닭가슴살…100g

브로콜리…3줄기

견과류…15g

올리브유…1큰술

소금, 후추…약간

전분가루…1/2작은술

★

| 치킨스톡…2작은술

| 물…3큰술

| 생강(다진 것)…약간

닭가슴살

주목할 식재료

고단백질, 저지방이면서 닭의 감칠맛을 즐길 수 있는 다이어트 식재료. 주재료로 쓰면서 전분가루를 활용해 촉촉하게 완성하는 방법을 마스터하자.

취향
저격   수란, 버섯, 파마산치즈

.... { 🍲 **만드는 법** } ....

① (**밑준비**)

닭가슴살은 얇게 썰어 소금, 후추, 전분가루를 뿌려둔다. 브로콜리는 먹기 좋은 크기로 썰어 파스타 삶을 물에 먼저 1분 정도 데쳐둔다.

② (**삶는다**)

파스타를 삶는다.

③ (**볶는다**)

프라이팬에 견과류를 넣고 중불에서 볶은 다음 꺼낸다. 올리브유를 두르고 닭가슴살을 넣어 중불에서 볶는다. 닭가슴살이 익으면 브로콜리, 견과류, ★, 삶은 파

스타를 넣고 전체를 섞으면서 볶는다.

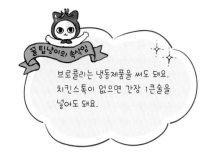

꿀 팁 냥이의 속삭임

브로콜리는 냉동제품을 써도 돼요.
치킨스톡이 없으면 간장 1큰술을
넣어도 돼요.

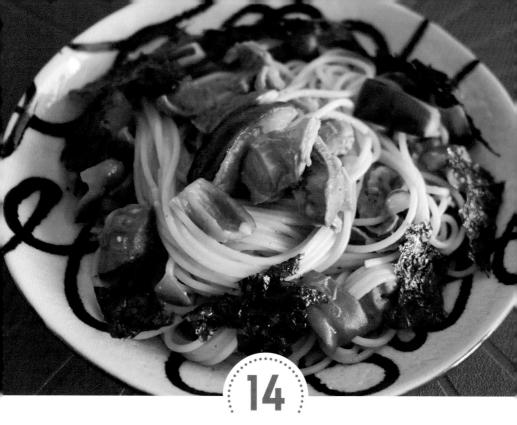

 14

오독오독 닭똥집된장파스타

오독오독 식감이 맛있는 건강한 닭똥집과 듬뿍 들어간 채소.
자꾸 먹고 싶어지는 닭똥집과 된장의 맛을 마음껏 맛보세요.

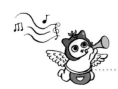

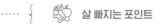 🌸 **살 빠지는 포인트**

① **닭똥집**
건강한 고기인데다 다이어트 중에 부족하
기 쉬운 철분과 엽산이 풍부하다.

② **피망**
열에 강한 비타민 A, 비타민 C, 비타민 E가
풍부하다. 가열하면 쓴맛과 특유의 향이 옅

어진다.

③ **김**
알고 보면 고단백질이다. 식이섬유와 비타
민, 미네랄이 풍부한 아주 우수한 저열량
식재료.

파스타…70g

닭똥집…100g

피망…1개

가지…1/2개

마늘(다진 것)…1쪽

생강(다진 것)…1쪽

된장…1큰술

올리브유…1큰술

소금, 후추…약간

맛술…1큰술

김(무염)…원하는 양

닭똥집

주목할 식재료

닭고기 중에서도 오독오독 씹히는 식감과 독특한 감칠맛이 매력인 부위. 육류 중에서도 저열량이며 고단백질, 저지방이라 다이어트에 알맞다.

취향
저격   버섯, 고춧가루, 파프리카

{ 🍲 만드는 법 }

❶ (밑준비)

닭똥집은 먹기 좋은 크기로 얇게 썰고 소금, 후추를 뿌린다. 피망과 가지는 한입 크기로 썬다. 가지는 물기가 생기니까 볶기 직전에 썬다.

❷ (삶는다)

파스타를 삶는다.

❸ (볶는다)

프라이팬에 올리브유, 마늘, 생강을 넣고 볶는다. 향이 배어나오면 닭똥집과 가지를 넣고 볶는다. 닭똥집이 익으면 삶은 파스타, 피망, 맛술에 푼 된장을 넣고 강

불에서 고루 볶는다.

❹ (마무리)

그릇에 ❸을 소복이 담고 김을 찢어서 곁들인다.

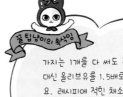

꿀팁냥이의 속삭임

가지는 1개를 다 써도 괜찮아요. 대신 올리브유를 1.5배로 늘려주세요. 레시피에 적힌 채소가 없으면 소송채, 파프리카, 버섯 등으로 대체할 수 있어요.

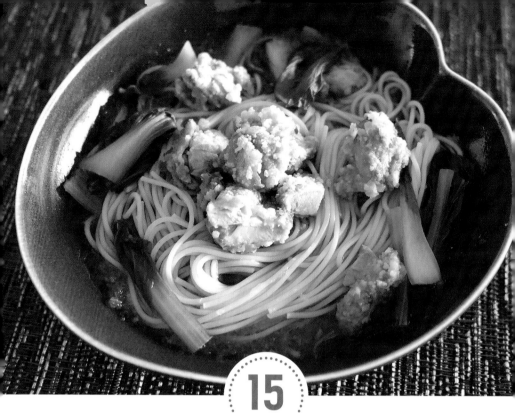

육즙 가득 **치킨가라아게파스타**

다이어트 중에 기분전환할 수 있는 힐링 파스타.
진한 국물에 적신 치킨가라아게의 육즙 가득한 맛을 만끽하세요.

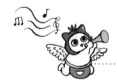

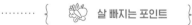 살 빠지는 포인트

① **닭고기**
필수아미노산을 골고루 포함한 양질의 단
백질로, 콜라겐도 풍부하다.

② **청경채**
비타민 A, 비타민 C, 비타민 E와 철분, 칼슘
등이 풍부한 녹황색 채소.

③ **무**
무는 단백질뿐만 아니라 지방질과 당질의
소화효소를 모두 갖추고 있어 생으로 먹어
도 된다.

칼로리
541
kcal

조리시간
15
min

파스타…70g
치킨가라아게…3개
청경채…1개
무(간 것)…3cm 분량

★
| 쯔유간장(농축)…1.5큰술
| 뜨거운 물…200㎖
| 마늘(다진 것)…1쪽
| 후추…약간

치킨가라아게 ☆

튀김이라 멀리하겠지만, 치킨가라아게는
튀김류 중에서도 지방 흡수율이 아주 적은
편(6~8%)이다. 또 저당질이기 때문에 과식
하지만 않으면 다이어트 중에 한숨 돌릴 수
있는 최고의 식재료다.

주목할 식재료

취향
저격 치킨가라아게 추가, 실고추, 삶은 달걀

············· { 🍲 만드는 법 } ·····················

❶ 밑준비

청경채는 3cm 길이로 썬다. 치킨가라아
게는 먹기 좋은 크기로 썬다. 치킨가라아
게가 식었다면 데운다. ★을 오목한 그릇
에 담고 치킨가라아게를 넣는다.

❷ 삶는다

파스타를 삶는다. 다 삶기 1분 전에 청경
채 줄기 부분을, 30초 전에 잎 부분을 넣
고, 함께 체반에 건져낸다.

❸ 섞는다

❶의 그릇에 파스타와 청경채를 넣고 뜨
거울 때 재빨리 섞는다.

❹ 마무리

마지막에 간 무를 올린다.

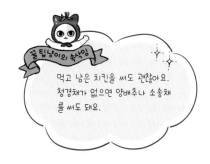

꿀팁냥이의 속삭임

먹고 남은 치킨을 써도 괜찮아요.
청경채가 없으면 양배추나 소송채
를 써도 돼요.

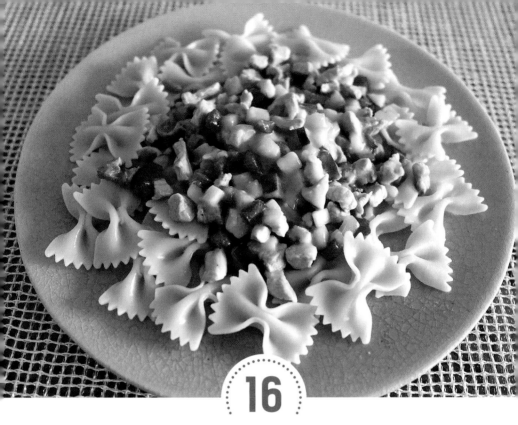

16
큐브 모양 돼지고기파스타

영양 가득 돼지고기를 주인공으로 삼고 알록달록한 채소를 더해
아름답고 배부른 파스타. 포근한 크림소스 맛을 뽐내는 한 그릇.

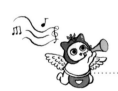

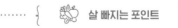 살 빠지는 포인트

① **돼지 뒷다리살**
당질을 에너지로 바꾸는 비타민 B1이 삼겹
살보다 2배 가까이 많다.

② **파프리카**
특히 비타민 C가 풍부한 녹황색 채소. 알록
달록한 색이 만족도도 올려준다.

③ **크림소스**
소량이라면 당질, 지방질은 신경쓰지 않아
도 된다. 시판 크림소스로 감칠맛 있는 크
림 식감을 손쉽게 구현할 수 있다.

칼로리
674
kcal

조리시간
20
min

파스타…70g

생강(다진 것)…1/2쪽

올리브유…1큰술

소금, 후추…약간

★★

│ 크림소스*…20g

│ 간장…1/2작은술

│ 뜨거운 물…50mℓ

* 생크림, 두유도 괜찮다

★

│ 돼지 뒷다리살…100g

│ 파프리카(빨강, 노랑)…각 1/4개

│ 주키니호박…1/2개

돼지 뒷다리살

돼지고기 중에서도 지방이 적어 저열량인 부위. 식감이 단단해 씹는 즐거움이 있어 포만감을 쉽게 느끼게 해준다. 가격이 저렴한 것도 매력.

☆ 주목할 식재료

**취향
저격**　돼지 뒷다리살 추가. 셀러리

┈┈┈┈┈┈┈┈┈┈┈┈ { 🍳 만드는 법 } ┈┈┈┈┈┈┈┈┈┈┈┈

❶ 밑준비

★은 주사위 모양으로 작게 썬다. 돼지 뒷다리살에 소금, 후추를 뿌린다.

❷ 삶는다

파스타를 삶는다.

❸ 볶는다

큼직한 프라이팬에 올리브유를 두르고 달군 다음 생강을 넣어 중불에서 볶는다. 향이 배어나오면 ❶을 넣고 볶는다. 돼지고기가 익으면 ★★을 넣어 잘 섞으면서 볶는다.

❹ 마무리

그릇에 파스타를 소복이 담고 그 위에 ❸을 올린다.

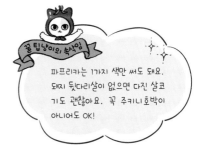

꿀 팁 냥이의 속삭임

파프리카는 1가지 색만 써도 돼요. 돼지 뒷다리살이 없으면 다진 살코기도 괜찮아요. 꼭 주키니호박이 아니어도 OK!

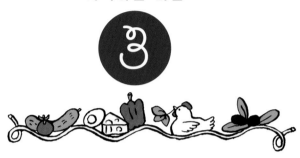

알록달록
예쁜 그릇을 활용한다

다이어트를 이어나가면서 음식 이외에 다른 부분도 다양하게 연출하면 소박한 행복을 느낄 수 있습니다. 바로 '소재와 색채가 다양한 그릇을 활용'하는 아이디어예요.

예전에 어느 그릇 가게 사장님과 대화를 나눈 적이 있습니다. 그 가게 블로그에서 소개하는 요리를 담은 그릇 사진이 너무나도 아름다워서 "항상 맛있어 보이는 음식만 만들어서 촬영하시네요" 하고 감상을 말하자 "어머, 요리는 모두 마트에서 사온 음식인걸요!" 하는 대답이 돌아왔습니다.
마트 식재료가 나쁘다는 뜻이 아니라, 그릇에는 상상 이상의 힘이 있다는 것, 식재료와 식기를 어떻게 조합하는지에 따라 매력의 폭이 더욱 넓어진다는 사실을 배웠다는 말을 하고 싶어요.

그때의 충격이 지금의 저에게 큰 영향을 주었습니다. 이 에피소드는 파스타 다이어트에도 응용할 수 있습니다. 같은 파스타라도 아끼는 그릇에 담으면 깜짝 놀랄 만큼 맛있어 보일 거예요.
기분이 좋아질 뿐만 아니라 먹는다는 기쁜 마음 자체가 넓어진다고나 할까요? 요리에만 치우치기 쉬운 식욕이 '음식을 먹는 즐거움'이라는 형태로 아름다운 그릇에도 집중력이 분산되어 배뿐만 아니라 마음도 가득 채워진답니다.

선명한 색으로 데친 새우는 노란색 그릇에, 하와이 느낌을 연출하기 위해서는 바다 같은 파란색 그릇에⋯⋯. 이런 상상만으로도 파스타 다이어트가 즐거워지지 않나요? 이 책에서도 분홍색, 파란색, 초록색, 유리 소재 등, 색감과 소재가 풍부한 식기를 다양하게 활용했으니 꼭 참고해보세요.

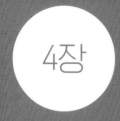

4장

건강 챙기는

채소 & 어패류 파스타

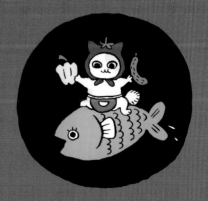

채소를 듬뿍!
넣어서 먹자

 채소를 챙겨 먹기가 어려워요.

 모치코는 어떤 채소를 좋아하나요?

 색감과 식감이 다양한 알록달록한 채소를 동경하지만, 현실은 채썬 양배추와 방울토마토도 겨우 챙기는 수준이에요.

 그러니까 시금치, 파프리카, 버섯을 좋아하지만 식단에 잘 넣지 못한다는 거지요?

 녹황색 채소라든가 우엉은 먹고 싶어도 조리 방법을 잘 몰라요.

 지금 말한 게 모두 파스타 재료로 우수한 것들이에요! 채소 특유의 감칠맛이 있고, 식감과 풍성한 느낌도 살리기 좋거든요.

 네? 파스타에 우엉이라니, 상상이 안돼요! 하지만 왠지 맛있을 것 같기도 해요!

 채소에 포함된 식이섬유 덕분에 빨리 포만감을 느낄 수 있고, 혈당치가 갑자기 상승하는 것도 막아준답니다. 그리고 녹황색 채소는 색상이 다채로워서 시각적으로 맛있게끔 연출할 수 있으니 적극적으로 사용하도록 합시다.

 스기쌤, 간편하게 만들어 먹을 수 있도록 부탁해요!

 물론이죠. 그리고 단백질을 고려해서 어패류도 조합해봅시다.

 아, 왠지 귀찮아 보이는 식재료가 나왔네요. 저 생선은 손질도 잘 못하고, 양념도 어려워요.

 괜찮아요! 생선이라고 해도 온전히 한 마리를 손질할 필요가 없으니 안심하세요. 어패류는 궁리하기에 따라 간편하게 활용할 수 있답니다. 각 레시피에서 그 아이디어를 소개할게요!

 육류보다 생선이 더 좋은가요?

포함된 지방(지방산) 종류를 따지자면 생선이 더 양질이에요. 그리고 어패류에서 나오는 섬세하면서도 진한 육수는 파스타에 감칠맛과 만족감을 더해준답니다. 그러니까 적극적으로 활용해야 해요.

 생선과 채소를 충분히 먹을 수 있는 파스타 다이어트라니, 상상만으로도 신나네요! 스기쌤, 빨리 만들어봐요!

Check Point

○ 녹황색 채소는 영양가가 높고, 파스타를 더욱 맛있게 해준다.
○ 생선과 어패류가 들어가는 파스타는 궁리하기에 따라 간편하고 맛있게 만들 수 있다.

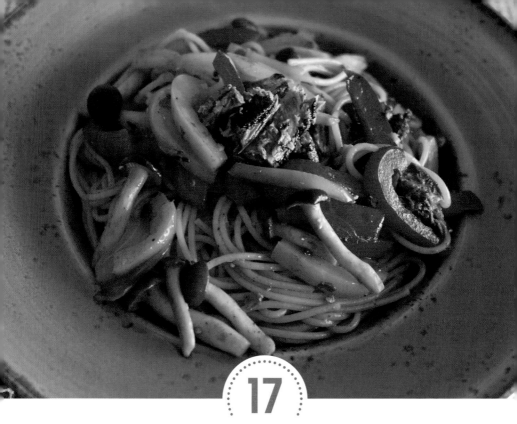

17

풍성한 느낌 파프리카꽁치파스타

짧은 시간에 맛있는 생선 파스타를 만들기 위해 아이디어를 짜냈어요.
간편한 꽁치통조림을 활용해 채소가 듬뿍 들어간 파스타 한 그릇을 만들어보세요!

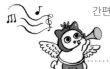

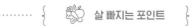 🌸 살 빠지는 포인트

① **꽁치**
철과 칼슘, 지방 대사를 촉진하는 비타민
B2가 풍부하다. 단, 다이어트 중에는 적정
량을 섭취하자.

② **파프리카**
특히 비타민 C가 풍부한 녹황색 채소. 알록

달록한 색이 만족도를 올려준다.

③ **만가닥버섯**
저열량이면서 비타민 B1과 식이섬유가 풍
부하다. 감칠맛 성분인 라이신으로 만족감
도 얻을 수 있다.

칼로리
695
kcal

조리시간
15
min

파스타…70g

꽁치통조림…100g

파프리카(빨강, 노랑)…각 1/2개

만가닥버섯…1/2팩(약 50g)

올리브유…1큰술

생강(다진 것)…1/2쪽

고추장…1/2큰술

꽁치통조림

주목할 식재료

DHA와 EPA가 풍부한 꽁치를 사계절 내내 즐길 수 있는 편리한 통조림. 꽁치 특유의 향과 풍미가 파스타 전체의 맛을 한 단계 높여준다.

취향
저격   김, 파마산치즈, 레몬즙

 만드는 법

❶ 밑준비

꽁치통조림에서 꽁치만 꺼낸다. 파프리카는 3cm 길이로 썬다. 만가닥버섯은 밑동을 잘라내고 몇 덩이로 나눈다.

❷ 삶는다

파스타를 삶는다.

❸ 볶는다 ❶

프라이팬에 올리브유, 생강을 넣고 볶는다. 향이 배어나오면 파프리카와 만가닥버섯을 넣고 채소가 숨이 죽을 때까지 볶는다.

❹ 볶는다 ❷

꽁치와 삶은 파스타, 고추장을 ❸에 넣고 중불에서 전체를 섞으면서 볶는다.

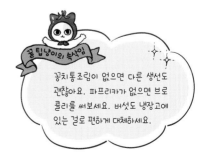

꿀 팁냥이의 속삭임

꽁치통조림이 없으면 다른 생선도 괜찮아요. 파프리카가 없으면 브로콜리를 써보세요. 버섯도 냉장고에 있는 걸로 편하게 대체하세요.

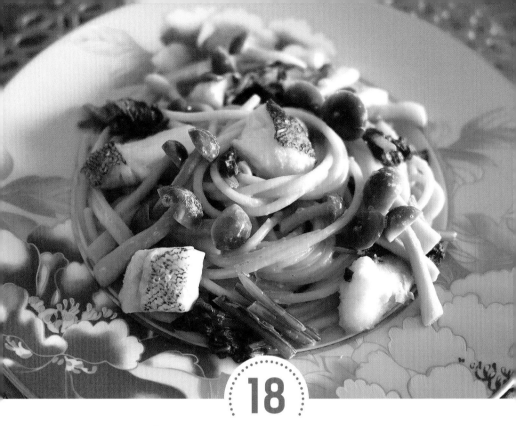

18

시금치 넣은 **대구크림파스타**

다이어트 중에는 멀리하게 되는 크림파스타를 즐겨봅시다.
대구와 버섯의 감칠맛이 제대로 살아 있고, 두유하고 궁합도 최고랍니다.

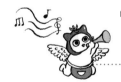

 살 빠지는 포인트

① **대구**
고단백질, 저지방이라서 양을 늘려도 안심
할 수 있는 건강한 흰살생선.

② **시금치**
베타카로틴이 풍부한 녹황색 채소. 맛도 진
해서 파스타와 함께 섞으면 만족도 상승.

③ **두유**
생크림은 물론 우유보다도 저열량이면서
저당질이다. 가당 두유와 무가당 두유는 칼
로리가 5~10 정도밖에 차이가 나지 않으니
취향에 맞는 두유를 고르면 된다.

칼로리
431
kcal

조리시간
20
min

파스타…70g

대구(소금 간)…1토막(약 100g)

시금치…1개(약 20g)

만가닥버섯…1/2팩(약 50g)

★

│ 두유…100㎖

│ 다시마(말린 것)…1조각

│ 청주…1큰술

│ 간장…1작은술

대구

주목할 식재료

가을부터 겨울까지 주로 국물요리에 사용하는 식재료이지만, 응축된 감칠맛과 풍미가 좋아 파스타에도 활용할 수 있는 편리한 생선이다.

취향
저격   대구 추가, 만가닥버섯 추가, 미역

만드는 법

❶ 밑준비

소금으로 간한 대구는 한입 크기보다 조금 작게, 시금치는 3㎝ 길이로 썬다. 만가닥버섯은 밑동을 잘라내고 몇 덩이로 나눈다.

❷ 삶는다

파스타를 삶는다. 삶고 난 면수에 시금치 줄기는 1분, 잎은 30초간 삶는다.

❸ 볶는다 ❶

냄비에 대구, 만가닥버섯, ★을 넣고 중불에서 전체가 익을 때까지 볶는다.

❹ 볶는다 ❷

❸에 파스타와 시금치를 넣고 중불에서 전체를 섞으면서 볶는다.

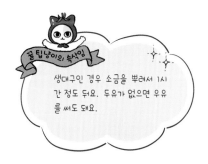

꿀팁냥이의 속삭임

생대구인 경우 소금을 뿌려서 1시간 정도 둬요. 두유가 없으면 우유를 써도 돼요.

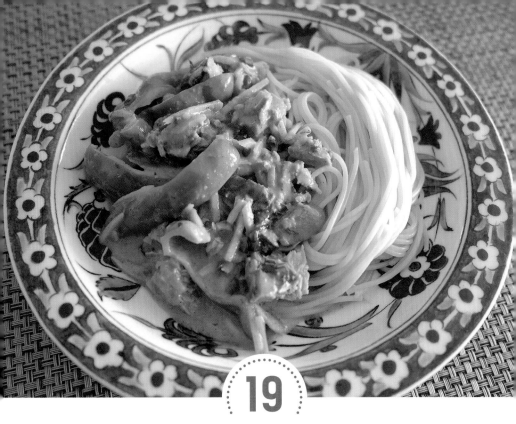

19

통조림 활용 고등어카레파스타

다이어트 식재료로 인기를 끄는 고등어.
카레와 조합한 이국적인 풍미를 즐기면서 한 박자 쉬어가자고요!

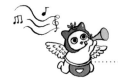

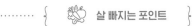 살 빠지는 포인트

① **고등어**
양질의 단백질에, 몸에 좋은 당질로 주목받
는 EPA와 DHA가 풍부하다.

② **그린카레**
일반 카레보다 저열량이면서 저당질이다.
향신료에 대사촉진 효과가 있다.

③ **피망**
열에 강한 비타민 A, 비타민 C, 비타민 E가
풍부하다. 가열하면 쓴맛과 특유의 향이 옅
어진다.

재료 (1인분)

칼로리
674
kcal

조리시간
15
min

파스타…70g

고등어통조림…1/2캔(약 95g)

그린카레(레토르트)…1봉지

피망…1개

후추…약간

고등어통조림

☆ 주목할 식재료

간하지 않은 고등어통조림은 간장이나 된장으로 조린 생선 통조림보다 저당질이면서 어떤 파스타 소스와도 잘 어우러지는 풍미가 돋보인다. 마트나 편의점에서 쉽게 구할 수 있다.

취향
저격 버섯, 베이비콘, 죽순(삶은 것)

만드는 법

❶ 밑준비

피망은 먹기 좋은 크기로 썬다. 냄비에 그린카레와 고등어를 넣고 중불에서 미리 졸인다.

❷ 삶는다

파스타를 삶는다.

❸ 끓인다

❶의 카레소스가 끓기 시작하면 불을 약하게 줄이고, 피망과 후추를 넣어 재빨리 익힌다.

❹ 마무리

그릇에 파스타를 소복이 담고 ❸의 카레소스를 뿌린다.

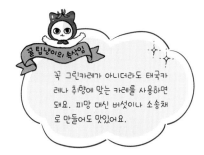

꿀팁냥이의 속삭임

꼭 그린카레가 아니더라도 태국카레나 취향에 맞는 카레를 사용하면 돼요. 피망 대신 버섯이나 소송채로 만들어도 맛있어요.

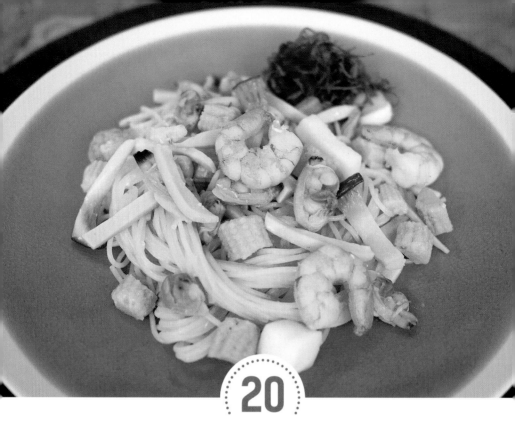

20

어패류 가득 **해물파스타**

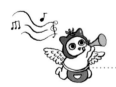

간편한 '모둠 해물'을 듬뿍 사용해서
어패류의 감칠맛이 확실히 살아 있는 파스타를 만듭시다.

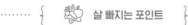 🍤 **살 빠지는 포인트**

① **새우**
고단백질에 저열량인 다이어트 식재료. 탱
글탱글한 식감도 매력적이다.

③ **새송이버섯**
식감이 좋고 포만감이 있는 버섯. 게다가
식이섬유도 풍부하다.

② **오징어**
양질의 단백질이면서 저열량. 타우린 성분
이 콜레스테롤 대사를 촉진한다

칼로리
483
kcal

조리시간
15
min

파스타…70g

모둠 해물(냉동)…100g

마늘(다진 것)…1쪽

깻잎(채썬 것)…3장

올리브유…1큰술

누룩소금*…1큰술

후추…약간

소금…1/2큰술

물…250mℓ

* 히말라야 핑크소금이나 죽염도 괜찮다

★

| 새송이버섯…2개(약 50g)

| 베이비콘…2개

베이비콘

주목할 식재료

'옥수수 = 당질'이라는 인식이 있지만, 아직 완전히 성장하기 전이라 속대까지 먹을 수 있는 베이비콘은 걱정할 필요가 없다. 1개 당 당질량은 0.33g. 통조림제품을 저렴하게 구입할 수 있으니 비축해두면 편리하다.

취향저격 게맛살, 파마산치즈, 파프리카

만드는 법

❶ 밑준비

물을 부은 볼에 소금을 넣고 모둠 해물을 넣어 해동(여름철 10분, 겨울철 30분)한다. ★은 먹기 좋은 크기로 썬다.

❷ 삶는다

파스타를 삶는다.

❸ 볶는다

프라이팬에 올리브유, 마늘을 넣고 볶는다. 향이 배어나오면 ★과 물기를 제거한 모둠 해물을 넣고 중불에서 볶는다. 전체가 촉촉해지면 파스타, 누룩소금, 후추를 넣고 볶는다.

❹ 마무리

그릇에 ❸을 소복이 담고 채썬 깻잎을 곁들인다.

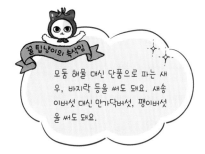

꿀팁냥이의 속삭임

모둠 해물 대신 단품으로 파는 새우, 바지락 등을 써도 돼요. 새송이버섯 대신 만가닥버섯, 팽이버섯을 써도 돼요.

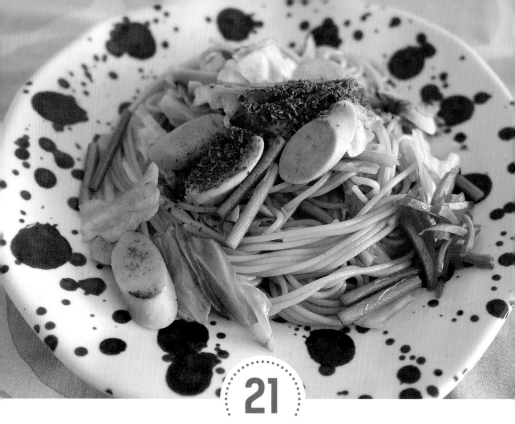

이자카야 분위기 | 야키소바파스타

야키소바의 맛을 파스타로 구현했어요. 달짝지근한 양배추를 음미하면서
마늘종의 향과 식감을 즐길 수 있습니다.

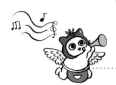

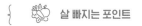 **살 빠지는 포인트**

① **해물소시지**
고단백질이면서 저열량. 다이어트나 비만
대책용으로 영양이 강화된 상품이 다양하
게 나와 있다.

② **양배추**
위궤양 예방, 치료에 효과가 있는 비타민 U

가 많이 함유되어 있다.

③ **마늘종**
베타카로틴과 식이섬유가 풍부하다. 마늘
보다 향이 약하며, 아삭아삭한 식감이 매력
적이다.

─────────────── { 재료 (1인분) } ───────────────

파스타…70g
해물소시지…1개
양배추…2장(약 100g)
마늘종…3개
올리브유…1큰술

★
| 우스터소스…1.5큰술
| 굴소스…1/2작은술
| 후추…원하는 양
| 물…1큰술

★★
| 생강초절임…약간
| 파래…약간

해물소시지
돈육의 함량을 낮추거나 없애고 오징어, 새우, 조갯살 등을 넣은 소시지. 해물소시지 대신 쭈꾸미, 새우 등 집에 있는 냉동 해산물을 활용해도 좋다.

꼭 복할 식재료

취향
저격   버섯, 반숙 달걀 프라이, 1/2하프마요네즈

─────────────── { 🍳 만드는 법 } ───────────────

❶ 밑준비

해물소시지와 양배추는 한입 크기, 마늘종은 3cm 길이로 썬다.

❷ 삶는다

파스타를 삶는다.

❸ 볶는다 ❶

프라이팬에 올리브유를 두르고 달군다. 해물소시지, 양배추, 마늘종을 넣고 중불에서 전체가 촉촉해질 때까지 볶는다.

❹ 볶는다 ❷

❸에 파스타, ★을 넣고 볶는다.

❺ 마무리

그릇에 ❹를 소복이 담고 ★★을 곁들인다. 말린 파래는 곱게 다져서 위에 뿌리면 된다.

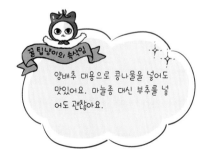

꿀 팁 냥이의 속삭임

양배추 대용으로 콩나물을 넣어도 맛있어요. 마늘종 대신 부추를 넣어도 괜찮아요.

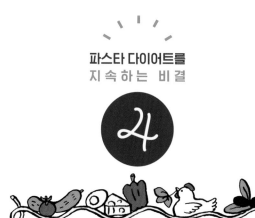

파스타 다이어트를
지속하는 비결

4

단맛이
그리워지면?

이 책의 레시피에서 철저히 지키고 있는 것이 있어요. 되도록 양념에 감미료를 사용하지 않는 것입니다.

설탕 1큰술당 당질량은 12g, 열량은 46kcal. 이게 얼마만큼 악영향을 끼치는지는 최근에 인기 있는 '느슨한 당질제한 다이어트'에 적용해 생각해봅시다. 이 다이어트법의 기본 규칙은 한 끼당 당질량을 20~40g으로 제한하는 것입니다. 따라서 설탕을 무턱대고 사용하다가는 순식간에 목표량을 넘어서고 말아요.

하지만 단맛은 맛을 고려할 때 중요한 요소예요. 감미료의 종류나 양, 사용하는 상황만 잘 고려한다면 저는 큰 문제가 없다고 생각해요. 그래서 추천하고 싶은 게 **메이플시럽**이랍니다. 메이플시럽, 백설탕, 꿀의 열량과 당질량을 비교하면 다음과 같습니다. 모두 100g 분량의 수치입니다.

- 메이플시럽 : 열량 **270kcal**, 당질량 **66.3g**
- 백설탕 : 열량 **370kcal**, 당질량 **99.2g**
- 꿀 : 열량 **294kcal**, 당질량 **79.7g**

즉 같은 양이라면 메이플시럽을 사용하는 게 **백설탕보다 열량과 당질량 모두 30% 정도 낮추는 방법**이에요. 또 메이플시럽은 GI지수도 설탕보다 낮아서 혈당치가 갑자기 상승하지 않는다는 특징도 있습니다.

{GI지수 비교}
메이플시럽 : **50~70** ＜ 백설탕 : **109**

게다가 메이플시럽에는 **백설탕에 없는 미네랄(칼슘, 칼륨, 아연, 마그네슘 등)이 풍부하기 때문에 다이어트하고도 궁합이 좋아요.** 살짝 단맛이 필요하다고 느낄 때는 설탕 대신 메이플시럽을 소량만 사용해보세요. 자연의 단맛이 부드럽게 배와 마음을 위로해줄 거예요.

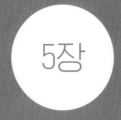

5장

마음이 평온해지는
따뜻한 국물파스타

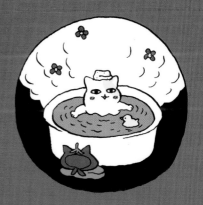

다이어트,
점점 지쳐요

 스기쌤, 지금까지 어떻게든 파스타 다이어트를 즐기면서 지속했지만, 조금씩 지쳐가는 것 같아요.

 그럴 수도 있죠. 모치코, 그렇게 느낄 때는 무리해서는 안돼요. 뭔가 힐링할 만한 게 필요하겠군요.

 파스타 다이어트는 계속 이어나가고 싶은데, 몸에 자극적이지 않은 레시피가 없을까요?

 따뜻한 국물파스타는 어때요?

 그거 왠지 좋네요. 제가 몸이 찬 체질이라서요.

 따뜻한 수프를 먹고 마음도 따뜻해지는 순간, 있지 않나요? 그 느낌을 파스타에 적용해봅시다. 국물은 만족감을 얻기 쉽고 체온을 올려주기 때문에 하루를 쾌적하게 보낼 수 있는 엔진 역할을 한답니다.

 몸은 가볍게, 마음은 기운차게 만들어줄 맛있는 수프에는 무엇을 넣으면 되나요?

 기본적으로는 좋아하는 것을 넣으면 되지만, 식이섬유를 넣는 게 효과적이에요. 따뜻한 국물에 식이섬유를 넣으면 넣지 않았을 때와 비교해서 체온을 유지해주는 시간이 길다는 실험결과가 있거든요.

 식이섬유라……. 식이섬유는 분명 당질 흡수를 완만하게 해주지요? 채소 말고 식이섬유를 포함한 식재료로 어떤 게 있나요?

 간편한 건 버섯, 해초류, 참깨예요. 그리고 낫토도 추천해요.

 저, 찌개에 낫토 넣는 거 무척 좋아해요!

 그러면 낫토를 넣은 국물파스타도 소개할게요. 혹시 또 다른 희망사항이 있나요?

이국적인 거요! 저는 아시아요리가 주기적으로 땡기는 사람이거든요. 집에서 가볍게 아시아 요리를 만들 수 있다면 무척 기쁠 거예요.

 알겠어요. 마침 추천하고픈 식재료가 있으니까 잘됐네요. 참고로, 파스타(건면)의 양은 기존 규칙대로 70g이지만, 각 레시피마다 양을 푸짐하게 만드는 효과적인 부재료가 등장하니까, 혹시 70g이 많게 느껴질 때는 조금 줄여주세요. 그럼 시작해볼까요?

 네! 다이어트로 지친 마음이 다시 두근두근 설레기 시작했어요!

Check Point

○ 국물파스타는 쉽게 만족감을 얻을 수 있다.

○ 식이섬유가 풍부한 재료를 넣으면 체온을 유지해주는 효과가 오래 지속된다.

○ 식이섬유가 풍부한 버섯, 해초류, 참깨, 낫토는 국물파스타와 잘 어우러진다.

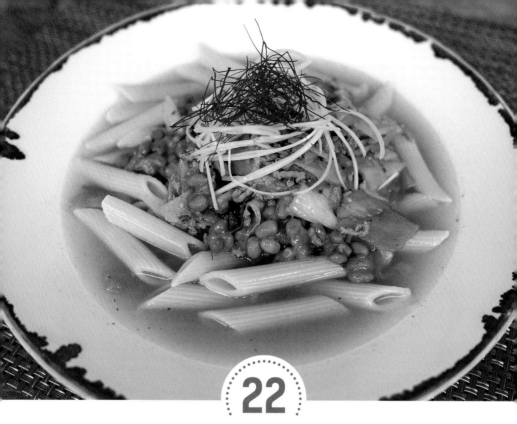

22

육수가 꿀맛 찌개국물파스타

한국 요리 찌개는 참 맛있지요? 김치, 낫토, 치즈라는
발효식품 트리오를 주인공으로 삼아 감칠맛 넘치는 국물파스타를 고안했어요.

 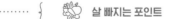 살 빠지는 포인트

① **낫토**
콩류 중에서도 저당질(1팩당 2.5g). 낫토키
나아제 성분이 혈액순환을 돕는다.

② **김치**
신진대사를 촉진하는 효과가 있는 고추, 강
한 항산화 작용을 하는 마늘이 들어 있는

건강한 다이어트 식재료.

③ **돼지고기(살코기)**
당질 대사를 촉진하는 비타민 B1이 풍부하
게 들어 있다.

칼로리
507
kcal

조리시간
15
min

쇼트 파스타*…70g
파(흰 부분 채썬 것)…원하는 양
실고추…원하는 양

* 롱 파스타도 가능하다

★★
| 김치…50g
| 낫토…1팩
| 파마산치즈…1큰술
| 간장…약간

★
| 돼지고기(살코기 다진 것)…50g
| 우엉…1/4개
| 생강(다진 것)…1/2쪽
| 물…400㎖

우엉 ──────────────☆ ┌ 주목할 식재료
채소 중에서도 특히 식이섬유가 풍부하다.
우엉에 포함된 메톡시피라진 향 성분이 국
물에 깊은 맛을 더해준다.

취향
저격 수란, 김, 은행

❶ (밑준비)

우엉은 어슷하게 썰어 물에 1~2분 정도
담가 아린맛을 제거한다. 낫토는 같이 들
어 있는 소스, 연겨자와 섞는다.

❷ (끓인다)

냄비에 ★을 넣고 중불에 올린다. 거품을
걷어내면서 우엉을 익히고, ★★을 넣어
가볍게 데운다.

❸ (삶는다)

파스타를 삶는다.

❹ (마무리)

그릇에 파스타를 소복이 담고 ❷의 국물
을 붓는다. 파와 실고추를 올린다.

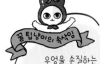

꿀팁 냥이의 속삭임

우엉을 손질하는 게 귀찮으면 어슷
썰어 손질해 파는 제품을 사용하면
간편해요. 파의 흰 부분이 없으면
파란 부분을, 실고추가 없으면 고
춧가루를 살짝 뿌려도 돼요.

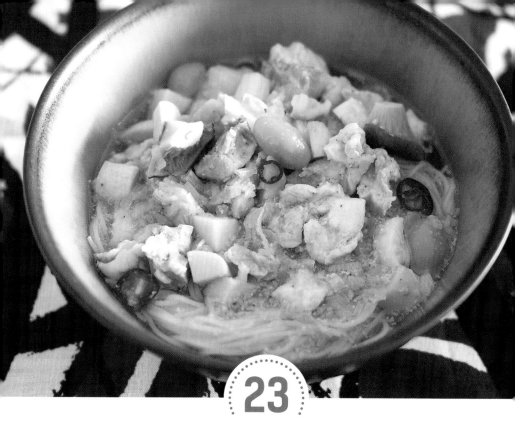

23
힘을 주는 닭고기국물파스타

피곤할 때, 감기 기운이 있을 때 힘을 주는 국물파스타.
마늘, 생강, 참깨의 에너지를 듬뿍 채워보세요.

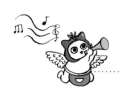

········· { **살 빠지는 포인트** } ·········

① **닭고기**
　필수아미노산을 골고루 포함한 양질의 단백질로, 콜라겐도 풍부하다.

② **새송이버섯**
　식감이 좋고 포만감이 있는 버섯. 게다가 식이섬유도 풍부하다.

③ **참깨**
　성분의 50%가 양질의 지방질이다. 배가 쉽게 안 꺼지고, LDL콜레스테롤을 감소시켜줘서 변비 예방에도 좋다.

재료 (1인분)

칼로리
573
kcal

조리시간
20
min

파스타…70g
닭다리살…100g
새송이버섯…1개
대파…5cm
은행(삶은 것)…3개
마늘(다진 것)…1/2쪽
생강(다진 것)…1/2쪽

참깨(반만 간 것)…1큰술
매운 홍고추…약간
치킨스톡…1/2큰술
청주…1큰술
간장…1/2큰술
물…200㎖

은행

주목할 식재료

견과류 중에서는 당질이 많은 식재료. 하지만 적정량(3개에 포함된 당질은 약 1g)이라면 문제삼을 수준은 아니며, 적절히 활용하면 진한 풍미를 끌어올릴 수 있다.

취향
저격   마늘 추가, 소송채, 참기름

만드는 법

❶ **밑준비**

닭고기와 새송이버섯은 작게 썬다. 대파는 잘게 다진다.

❷ **끓인다**

파스타를 제외한 모든 재료를 냄비에 넣고 중불에서 익을 때까지 끓인다. 거품이 생기면 걷어낸다.

❸ **삶는다**

파스타를 삶는다.

❹ **마무리**

그릇에 파스타를 소복이 담고, ❷의 국물을 붓는다.

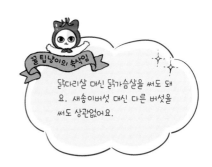

꿀팁냥이의 속삭임

닭다리살 대신 닭가슴살을 써도 돼요. 새송이버섯 대신 다른 버섯을 써도 상관없어요.

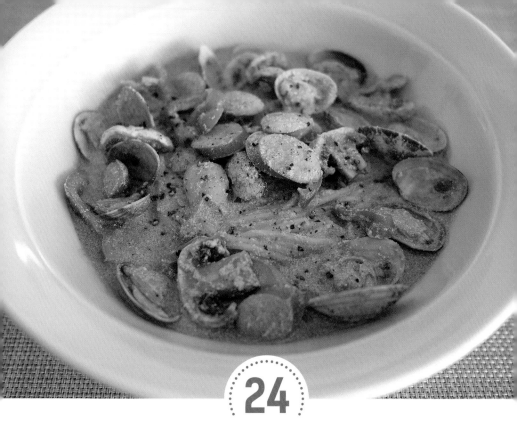

바지락 넣은 **나폴리탄**

바지락의 진한 감칠맛을 살린 담백한 나폴리탄을 국물파스타로 만들었어요.
익숙한 나폴리탄과는 또 다른 매력이 펼쳐진답니다.

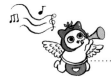

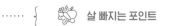 🌸 **살 빠지는 포인트**

① **바지락**
철분 등의 미네랄이 풍부하다. 껍데기가 붙어
있는 바지락으로 풍성하게 연출할 수 있다.

② **토마토**
리코펜의 항산화 작용으로 다이어트 중 노
화를 방지한다.

③ **두유**
생크림은 물론 우유보다도 저열량이면서
저당질이다. 가당 두유와 무가당 두유는 칼
로리가 5~10 정도밖에 차이가 나지 않으니
취향에 맞는 두유를 고르면 된다.

재료 (1인분)

파스타…70g
바지락(껍데기째)…100g
후추…원하는 양

★
| 소시지…2개(30g)
| 양송이버섯…3개
| 피망…1개

★★
| 토마토주스(무염)…200㎖
| 두유…200㎖
| 파마산치즈…1큰술
| 간장…1큰술

바지락

조개류 특유의 감칠맛인 숙신산이 포함되어 있어서 국물을 만들 때 추천하는 식재료. 저열량이면서 저당질인 점도 매력적이다.

주목할 식재료

취향
저격   바지락 추가, 타바스코, 시금치

만드는 법

❶ 밑준비

★은 얇게 썬다. 바지락은 해감 안된 것이면 500㎖의 물에 소금 1큰술을 넣어 30분 동안 해감한다.

❷ 끓인다

냄비에 바지락과 ★, ★★을 넣고 뚜껑을 덮은 다음 중불에 올린다. 끓기 시작하면 약불로 줄인다. 바지락 껍질이 벌어지고 두유가 걸쭉해질 때까지 끓인다. 거품이 생기면 걷어낸다.

❸ 삶는다

파스타를 삶는다.

❹ 마무리

그릇에 파스타를 소복이 담고 ❷의 국물을 부은 다음 후추를 뿌린다.

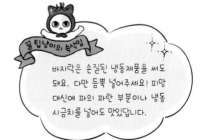

꿀 팁 냥이의 조식일
바지락은 손질된 냉동제품을 써도 돼요. 다만 듬뿍 넣어주세요! 피망 대신 파의 파란 부분이나 냉동 시금치를 넣어도 맛있답니다.

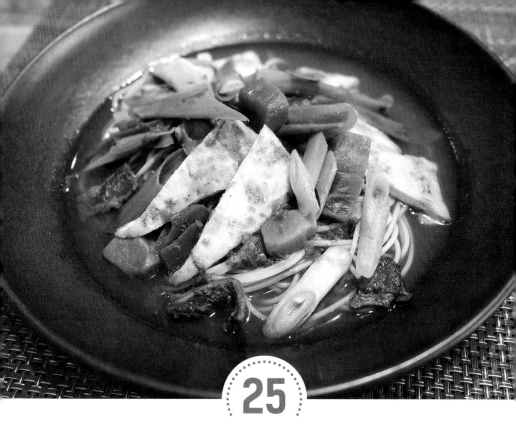

25

국물 많은 카레난반

인기 메뉴인 카레난반을 국물파스타로 재현했어요.
레토르트 카레를 활용한 초간단 메뉴입니다.

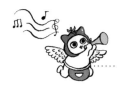

 살 빠지는 포인트

① **카레**
향신료가 풍부한 것을 고르면 신진대사를
촉진하는 효과를 기대할 수 있다.

② **유부**
대두에 포함된 대두펩타이드에는 피로 저
감, 체지방 연소를 촉진하는 효과가 있다.

③ **파**
파에 포함된 알리신이 당질 대사에 필요한
비타민 B1의 흡수율을 높여준다.

{ 🖊 **재료 (1인분)** }

칼로리
588
kcal

조리시간
15
min

파스타⋯70g

유부(기름 제거한 것)⋯1장

대파⋯듬뿍*

* 사진은 약 30g

★

| 카레(레토르트)⋯1봉지

| 가다랑어포⋯2.5g

| 쯔유간장(농축)⋯1작은술

| 물⋯200㎖

유부

1장당 당질량은 0.4g으로 저당질이다. 포만
감을 주고 국물에 깊은 맛을 더해주므로 아
끼지 말고 마음껏 넣어서 즐기기 바란다.

구목할 식재료

취향
저격 수란, 전분가루(농도 조절용), 고춧가루

{ 🍲 **만드는 법** }

❶ (**밑준비**)

유부와 대파를 원하는 크기로 썬다.

❷ (**굽는다 + 끓인다**)

달군 냄비에 유부의 양면을 굽는다. 노릇
하게 색이 나면 ★과 대파를 넣고 중불
에서 끓인다. 거품이 생기면 걷어낸다.

❸ (**삶는다**)

파스타를 삶는다.

❹ (**마무리**)

❷의 냄비에 파스타를 넣고 섞는다.

꿀 팁냥이의 속삭임

잘려 있는 시판 유부를 사용하면
간편해요. 레토르트 카레가 아니라
카레가루를 써도 좋아요.

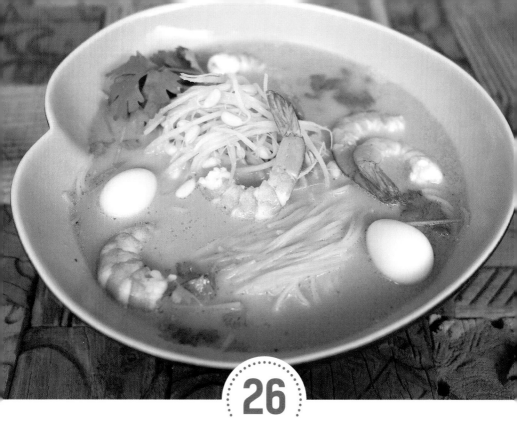

26

새우 듬뿍 에스닉파스타

왠지 계속 먹고 싶어지는 에스닉 스타일을 국물파스타로 즐겨봅시다.
아몬드밀크의 영양과 맛을 제대로 실감할 수 있는 레시피입니다.

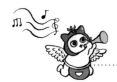

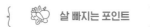 **살 빠지는 포인트**

① **새우**
고단백질에 저열량인 다이어트 식재료. 탱
글탱글한 식감도 매력적이다.

② **메추리알**
그릇에 담겨 있기만 해도 만족스러운 기분
이 드는 행복한 식재료. 당질은 거의 없다.

③ **콩나물**
숙주나물과 비교하면 식이섬유 2배, 칼륨
2.8배로 다이어트에 제격이다.

파스타…70g
콩나물…1/2봉지(약 100g)
고수…원하는 양
후추…약간

★
| 새우(생 또는 냉동)…5마리
| 메추리알(삶은 것)…2개
| 아몬드밀크(무가당)…200㎖
| 물…100㎖
| 미소라면 수프…1인분

아몬드밀크   ☆
아몬드가 지닌 이국적인 단맛에서 느껴지
는 고소함이 특징. 코코넛밀크만큼 달지 않
아 저열량이다. 유당불내증으로 우유를 못
먹는 사람에게도 매력적.

주목할 식재료

취향
저격   새우 추가, 메추리알 추가, 죽순(삶은 것)

만드는 법

① (밑준비)
고수는 2cm 길이로 썬다. 콩나물은 전자
레인지에서 2분간 가열한다.

② (끓인다)
냄비에 ★을 넣고 중불에 올려 새우가
익을 때까지 끓인다. 거품이 생기면 걷어
낸다.

③ (삶는다)
파스타를 삶는다.

④ (마무리)
그릇에 파스타를 소복이 담고 ❷의 국물

을 붓는다. 콩나물, 고수를 올리고 마지
막에 후추를 뿌린다.

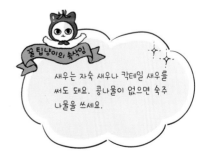

꿀 팁냥이의 속삭임

새우는 자숙 새우나 칵테일 새우를
써도 돼요. 콩나물이 없으면 숙주
나물을 쓰세요.

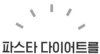

파스타 다이어트를
지속하는 비결

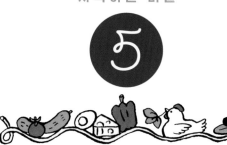

죄책감이여,

안녕~

"죄책감 없는 간식", "죄책감 제로 섭취법" 등의 문구를 볼 때가 있는데, 우리는 왜 이렇게까지 먹는 것에 죄책감을 느껴야만 할까요? 이러한 메시지가 횡행하는 이유는 아마도 "항상 과식한다"는 말에 속박된 사람들이 많기 때문이겠지요. 우리는 곧잘 "단 음식, 고열량은 피해야 한다"는 말을 듣습니다. 그럼 만약 이러한 정보를 전혀 모르는 상태라면 어떨까요?

뜬금없겠지만 제가 어릴 때부터 사랑하는 책 《노보루는 노력한다》(히가시 군페이 글그림)를 소개하고 싶어요. 이 책의 주인공은 히가시 씨 집의 반려묘인 '노보루'라는 줄무늬 고양이입니다.
어느 날 노보루는 우연히 다락방에서 '달걀 껍데기를 뒤집어쓴 풍선껌'이라는 수수께끼의 생물과 만나게 됩니다. 둘은 서서히 우정을 키워나가는 한편, 노보루는 다른 고양이 친구를 통해 "풍선껌은 혹시 쥐가 아닐까?" 의심하기 시작합니다. 그러다 결국 풍선껌이 쥐라는 사실을 깨닫고는 안쓰럽고 슬픈 복잡한 감정을 느끼게 되지요. 그리고 이 사실을 알아버린 풍선껌은 집을 떠나고 맙니다.
만약 다른 고양이 친구가 심어준 선입견이 없었다면 노보루와 풍선껌은 가슴 아픈 이별을 하지 않았을지도 모릅니다.

세상에는 몰라도 되는 것들도 있다고 생각해요. 주목받는 건강 정보가 어쩌면 자신에게 필요없는 정보일지도 몰라요. 그리고 자신에게 필요없는 지식에 지배받게 되면 스트레스를 껴안게 됩니다.

이번 파스타 다이어트를 계기로 "먹는 건 참 맛있다, 먹는 건 참 즐겁다"는 본연의 감정을 소중하게 대하면서 건강한 다이어트를 실천해나갔으면 해요.

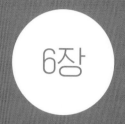

6장

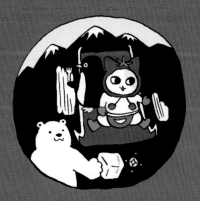

마지막
필살기는 뭔가요?

 드디어 마지막이네요. 지금까지 고생 많았어요!

 파스타 종류가 다양해서 음식을 만들고 먹는 게 즐거웠어요! 요즘은 멋스럽게 담는 방법도 연구 중이라 새 그릇도 사버렸어요!

 즐겁게 몰두하는 건 다이어트를 할 때 무척 중요해요. 그 즐기는 기분을 유지하기 위해서는 역시 음식이 맛있어야 하고요. 마지막 6장에서는 화려함 만점짜리인 상큼한 냉파스타를 소개하고자 해요!

 근사한 요리일 것 같은 예감이 드는데요! 그런데 따뜻한 국물파스타와 정반대로 차가운 파스타는 살이 찌지 않을까요?

 파스타를 차갑게 식히면 저항성전분이라는 식이섬유 성질을 지닌 전분이 늘어나요. 이 전분은 당질이지만 몸에 잘 흡수되지 않아 저열량인 셈이죠. 게다가 장 청소까지 해준답니다. 즉 늘 먹던 파스타가 더 다이어트에 효과 만점인 음식으로 변신해요.

 정말 놀라운데요! 마지막 스퍼트에 효과가 있을 만한 필살기네요. 그런데 어떻게 파스타를 차갑게 식히죠?

 처음에는 흐르는 물에 잔열을 식히고, 어느 정도 차가워지면 얼음물이 들어 있는 그릇에 몇 분 담가두기만 하면 돼요. 저항성전분이 늘어나는 데 가장 좋은 온도가 4~5℃라서 얼음은 꼭 써야 해요.

 그 정도라면 저도 할 수 있어요! 부재료는 뭘 쓰면 좋을까요?

 따뜻한 파스타로 만들 때는 쓰기 어려운 회를 주인공으로 하거나, 바로 넣기만 하면 되는 해초, 채소를 활용해서 간단하지만 호화로운 파스타를 만들어봐요.

 네? 회가 파스타에 어울릴까요? 상상이 안돼요.

'생선카르파초'라는 게 있잖아요? 그게 사실은 일본에서 생겨난 요리인데, 지금은 이탈리아에서도 큰 인기를 누리게 됐지요. 생선과 올리브유는 최강 콤비일뿐더러 조리법도 단순해요. 그 아이디어를 파스타에도 차곡차곡 적용해봐요.

 냉동 참치나 연어를 잘 활용하면 고급 레스토랑의 우아한 한 끼 느낌도 나겠네요. 그런데 냉파스타를 겨울철에도 즐길 수 있을까요?

 겨울철에 초밥을 즐기는 것처럼 계절과 상관없이 맛있게 먹을 수 있는 레시피만 모았어요! 따뜻한 국물이나 고기요리와 조합하는 것도 좋고요.

 스기쌤, 당장 먹고 싶어요. 만드는 법 알려주세요!

Check Point

○ 파스타를 차갑게 식히면 당질 흡수를 막아주는 저항성전분이 늘어나 다이어트 효과를 더욱 높여준다.
○ 냉파스타는 일품요리로 연출하기 쉽다.

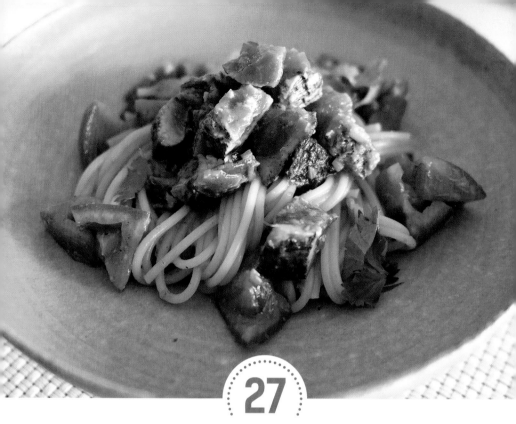

27

깊은 여운 가다랑어냉파스타

가다랑어 타다키는 회 치고는 저렴해 푸짐하게 연출할 수 있어요.
파스타와 잘 어울리고, 한번 먹으면 깊은 여운이 남는 맛이에요.

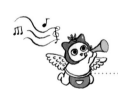

  살 빠지는 포인트

① **가다랑어**
빈혈을 방지하는 철분, 비타민 B12, 양질의
지방산인 EPA와 DHA가 풍부하다.

② **토마토**
리코펜의 항산화 작용으로 다이어트 중 노
화를 방지한다.

③ **고수**
항산화 작용을 하는 베타카로틴, 콜라겐 생
성과 철분 흡수율을 높여주는 비타민 C가
풍부하다.

파스타…70g

가다랑어 타다키*…5조각

토마토(중간 크기)…1개

고수…1줄기

★

| 마늘(다진 것)…1/2쪽

| 생강(다진 것)…1/2쪽

| 올리브유…1큰술

| 쯔유…2큰술

* 한국에서는 가다랑어 타다키를 구하기 어렵다. 냉동참치
  (100g)로 직접 타다키를 만들면 되지만, 어렵다면 참치회, 일
  반 생선회로 대체해보자.

가다랑어 타다키
고단백질이며 특히 거무스름한 부위에 비
타민과 미네랄이 풍부하다. 불에 직접 구우
면서 입힌 불향은 올리브유, 토마토와 궁합
이 좋아 파스타에 잘 어울린다.

주목할 식재료

취향
저격   가다랑어 타다키 추가, 생강순, 레몬

.... { 🍳 만드는 법 } ....

❶ 밑준비

가다랑어 타다키는 한입 크기로 썬 다
음 냉동실에 넣어 얼린다. 토마토는 한입
크기보다 작게 자르고, 고수는 큼직하게
썬다.

❷ 삶는다

파스타를 삶는다. 다 삶으면 체반에 건져
내고, 얼음물에 헹군 다음 물기를 짠다.

❸ 섞는다

볼에 가다랑어, 토마토, 고수, ★을 넣고
잘 섞는다.

❹ 합친다

❸의 볼에 파스타를 넣어 재빨리 합친다.

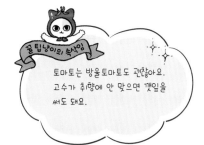

꿀팁냥이의 속삭임

토마토는 방울토마토도 괜찮아요.
고수가 취향에 안 맞으면 깻잎을
써도 돼요.

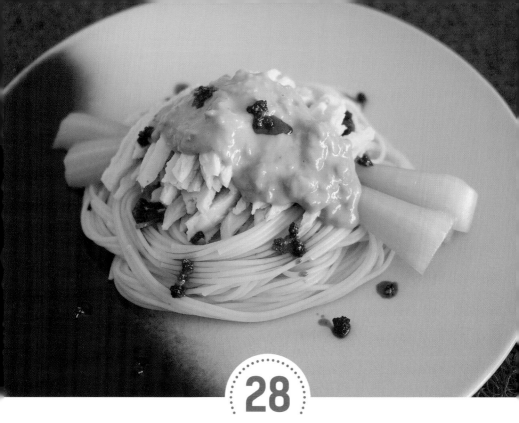

28

질리지 않는 냉탄탄파스타

냉탄탄면의 파스타 버전입니다. 깊이 있는 참깨소스의 맛을 한번 보면
자꾸만 만들고 싶어지는 메뉴입니다.

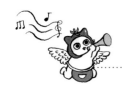

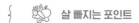 🌸 **살 빠지는 포인트**

① **완조리 닭가슴살**
고단백질이면서 저열량. 촉촉하고 부드러
운 건강한 고기. 바로 먹을 수 있는 편리함
도 매력적이다.

② **참깨**
성분의 50%가 양질의 지방질이다. 배가 쉽

게 안 꺼지고, LDL콜레스테롤을 감소시켜
줘서 변비 예방에도 좋다.

③ **청경채**
비타민 A, 비타민 C, 비타민 E와 철분, 칼슘
등이 풍부한 녹황색 채소.

재료 (1인분)

칼로리
673
kcal

조리시간
15
min

파스타…70g
완조리 닭가슴살…70g
청경채…1/2개
고추기름…원하는 양

★
| 파(다진 것)…1큰술
| 자차이*(다진 것)…1큰술
| 참깨 페스토…2큰술
| 두유…2큰술
| 멘쯔유(농축)…1큰술

* 아삭한 식감의 무김치, 백김치로 대체 가능

자차이
중화요리 반찬으로 익숙한 식재료. 깊은 감칠맛이 있으면서도 저당질(20g당 0.6g)이라 잘 활용하면 만족도 높은 풍미를 연출할 수 있다.

주목할 식재료

취향 저격 닭가슴살 추가, 청경채 추가, 파 흰 부분

만드는 법

❶ 밑준비

청경채는 줄기 부분은 약 7㎝ 길이로, 잎 부분은 한입 크기로 썬다. 완조리 닭가슴살은 얇게 썬다. 볼에 ★을 넣고 섞는다.

❷ 삶는다

파스타를 삶기 전 그 물에 청경채 줄기 부분은 1분, 잎 부분은 30초 정도 미리 데친다. 그 후에 파스타를 삶는다. 다 삶으면 체반에 건져내고, 얼음물에 헹군 다음 물기를 짠다.

❸ 마무리

그릇에 파스타, 청경채, 완조리 닭가슴살

을 소복이 담고, ❶에서 만든 참깨소스를 끼얹는다. 마지막에 고추기름을 뿌린다.

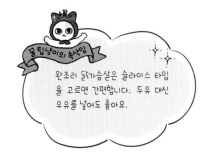

꿀팁냥이의 속삭임

완조리 닭가슴살은 슬라이스 타입을 고르면 간편합니다. 두유 대신 우유를 넣어도 좋아요.

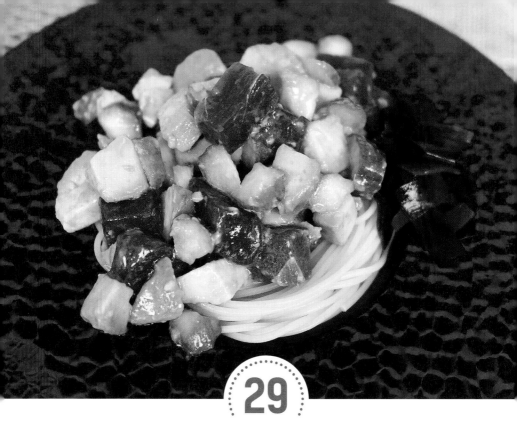

29
하와이풍 냉포케파스타

포케는 하와이에서 인기 있는 날생선 샐러드예요. 포케와 파스타가 만났습니다!
최강 콤비인 아보카도와 참치의 호화로운 풍미를 즐겨주세요.

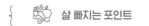 **살 빠지는 포인트**

① **참치**
빈혈을 예방하는 철분과 비타민 B12, 부종
과 열사병을 예방하는 칼륨이 풍부하다.

② **아보카도**
진한 맛인데도 저당질. 적극적으로 활용해
야 하는 다이어트 식재료.

③ **미역**
미끌미끌한 성분인 알긴산에는 고혈압 예
방과 혈중 콜레스테롤을 낮춰주는 효과가
있다.

칼로리
664
kcal

조리시간
15
min

파스타…70g
미역(삶은 것)…원하는 양
레몬즙…원하는 양

★★
| 올리브유…1큰술
| 쯔유간장(농축)…1큰술
| 백후추…약간

★
| 참치 등살…1/2토막(약 80g)
| 아보카도…1/2개
| 오이…1/2개

참치 등살

주목할 식재료

양질의 단백질과 지방산을 포함하고 있을
뿐만 아니라, 육류나 참치 뱃살보다 저열량
이어서 채소, 해초류와 조합해 듬뿍 즐기길
권하는 식재료.

취향
저격　미역 추가, 1/2하프마요네즈, 고추냉이

 만드는 법

❶ (밑준비)

★을 모두 한입 크기로 자르고 ★★과
섞는다.

❷ (삶는다)

파스타를 삶는다. 다 삶으면 체반에 건져
내고, 얼음물에 헹군 다음 물기를 짠다.

❸ (마무리)

그릇에 파스타를 소복이 담고, 미역과 ❶
을 곁들인 다음 레몬즙을 뿌린다.

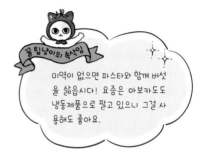

꿀팁냥이의 속삭임

미역이 없으면 파스타와 함께 버섯
을 삶읍시다! 요즘은 아보카도도
냉동제품으로 팔고 있으니 그걸 사
용해도 좋아요.

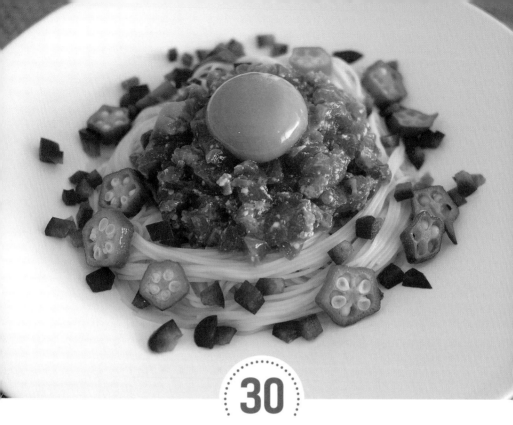

30
끈적끈적 **연어냉파스타**

초밥의 인기 재료인 연어는 부엌칼로 내리치면서 다지면 새로운 매력을 뽐낸답니다.
달걀노른자와 섞어 끈적끈적, 색다른 풍미를 맛보세요!

{ **살 빠지는 포인트** }

① **연어**
당질, 지방질 대사를 촉진하는 비타민 B군
이 풍부하다.

② **피망**
식이섬유가 장을 깨끗하게 해주고 혈중 콜
레스테롤을 낮춰준다.

③ **파프리카**
특히 비타민 C가 풍부한 녹황색 채소. 알록
달록한 색이 만족도도 올려준다.

칼로리
599
kcal

조리시간
15
min

파스타…70g

연어(횟감)…1/2토막(약 80g)

피망*…2개

파프리카(빨강)…1/4개

달걀노른자…1개

★

| 누룩소금**…1큰술

| 올리브유…1큰술

| 백후추…약간

* 사진에는 오크라를 썼다

** 히말라야 핑크소금이나 죽염도 괜찮다

연어

☆

주목할 식재료

양질의 지방질이 풍부한 연어는 입 안에서
사르르 녹아 없어지는 듯한 식감이 매력적
이다. 항노화 성분인 아스타크산틴도 들어
있는 우수한 다이어트 식재료.

취향
저격   파프리카 추가, 가다랑어포, 레몬즙

만드는 법

❶ 밑준비

피망은 뜨거운 물에 1분간 삶은 다음 썬
다. 파프리카는 잘게 다진다. 연어는 부
엌칼로 내리치면서 다진다. 볼에 연어와
★을 넣고 섞는다.

❷ 삶는다

파스타를 삶는다. 다 삶으면 체반에 건져
내고, 얼음물에 헹군 다음 물기를 짠다.

❸ 마무리

그릇에 파스타, 연어, 달걀노른자를 소복
이 담고, 주위에 피망과 파프리카를 두
른다.

꿀팁냥이의 속삭임

연어 토막을 구할 수 없으면 슬라
이스 된 것도 괜찮아요. 파프리카
나 피망은 냉동제품을 사용해도 괜
찮아요.

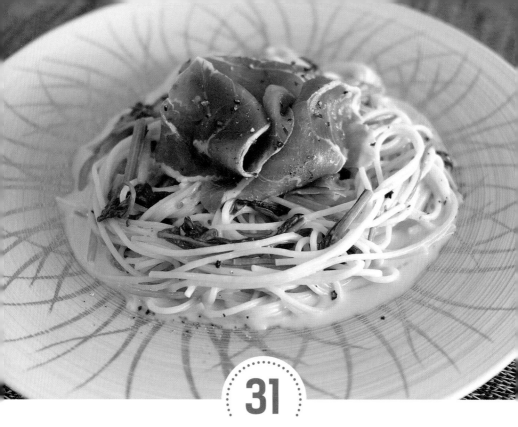

31

포근한 단맛 콘수프냉파스타

콘수프의 포근한 단맛으로 기분전환하지 않을래요? 생햄과 조합하면 근사한 분위기를
연출할 수 있어서 맛뿐만 아니라 눈도 즐거운 한 그릇입니다.

  살 빠지는 포인트

① **생햄**
돼지 등심이나 뒷다리살을 사용하기 때문
에 베이컨과 비교해 불필요한 지방질이 없
고 건강하다. 고급스러운 향도 매력. 당질
대사에 중요한 비타민 B1도 포함하고 있다.

② **시금치**
베타카로틴이 풍부한 녹황색 채소. 맛도 진

해서 파스타와 함께 섞으면 만족도 상승.

③ **콘수프**
평소에 먹는 수프 양의 반(100㎖)이면 당질
량은 약 8g이다. 다이어트 중에 기분전환이
된다.

파스타…70g

시금치…1봉지

생햄…3장

흑후추…원하는 양

★

| 콘수프(액상 타입)…100㎖

| 올리브유…1큰술

생햄

염분은 주의해야 하지만, 고단백질이면서 저지방이기 때문에 적당량이라면 즐겨도 괜찮다. 숙성 공정에 따라 감칠맛과 향이 더욱 높아지므로 고급스러운 만족감을 느낄 수 있다.

주목할 식재료

취향
저격   생햄 추가, 버섯, 파마산치즈

만드는 법

① 밑준비

콘수프는 냉장고에 넣어 차갑게 만든다. 시금치는 3㎝ 길이로 썬다.

② 삶는다

파스타를 삶는다. 다 삶으면 체반에 건져내고, 얼음물에 헹군 다음 물기를 짠다. 파스타 삶은 물에 시금치 줄기 부분은 1분, 잎 부분은 30초간 삶는다. 다 삶으면 물기를 제거한다.

③ 섞는다

볼에 ★, 시금치, 파스타를 넣고 잘 섞는다.

④ 마무리

그릇에 **③**을 소복이 담고 생햄을 올린 다음 흑후추를 뿌린다.

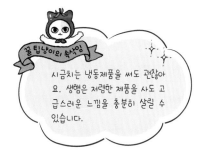

꿀 팁냥이의 솔직임

시금치는 냉동제품을 써도 괜찮아요. 생햄은 저렴한 제품을 사도 고급스러운 느낌을 충분히 살릴 수 있습니다.

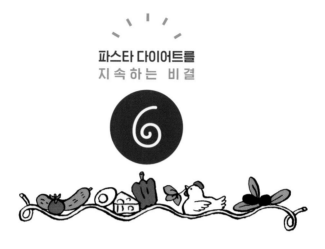

파스타 다이어트를
지 속 하 는 비 결

6

술 마시고 싶을 때는
어떡하죠?

파스타 다이어트 중에 술 마시고 싶어지면 어떻게 할까요? 답은 이렇습니다. "억지로 참는 것보다 **즐거운 아이디어를 구사해서 현명하게 술 마시는 방법**을 찾아둡시다!"

또 술의 기본적인 특성을 파악해두는 것도 중요합니다. 그래서 여기에 알아뒀으면 하는 술의 포인트를 정리했어요.

1 | 술에는 어느 정도 열량과 당질이 있다는 사실을 인식한다

술에서 신경써야 할 부분은 열량과 당질. 당질이 없는 증류수가 좋다는 이야기도 있지만, 당질 대사와 알코올 대사의 구조를 생각하면 무슨 술이든 적당히 마시는 게 현명합니다. 열량이 없는 술을 고르는 것도 도움이 될 거예요.

2 | 건배 전에 생채소를 먹는다

빈속에 술을 마시면 혈당치가 급상승하고 말아요. 간단한 대책으로 술 마시기 전에 생채소를 먹거나 식이섬유가 살아 있는 채소주스를 마시기만 해도 혈당치 상승을 억제하는 효과를 기대할 수 있습니다.

3 | 건강차를 중간중간 마신다

섞을 수 있는 술이라면 물, 차, 소다수 등을 섞어서 마시면 손쉽게 열량을 반으로 줄일 수 있습니다. 좋아하는 건강차를 찾아내서 즐기면 좋겠지요.

4 | 얼음이나 장식을 즐긴다

얼음을 사용하면 같은 양으로 더욱 천천히 즐길 수 있습니다. 거기다 작게 썬 방울토마토나 레몬, 라임을 곁들이거나 민트 등 허브를 넣으면 훨씬 만족도 높은 술 한 잔을 만들 수 있습니다.

파스타로
자신감과 활력도 쑥쑥!

 한 달 동안 고생 많았습니다. 참 잘했어요.

 스기쌤, 도와주셔서 감사해요. 파스타 다이어트를 시작한 뒤로 어쩐지 몸도 머리도 상쾌해진 것 같아요. 낮에 졸리거나 배가 고프지도 않아서 놀랐고요.

 레시피대로 파스타를 만들어 먹으면 만족도도 있으면서 혈당치가 큰 폭으로 오르내리지않기 때문에 졸리거나 우울해지는 일도 줄어들 수 있어요. 당질 섭취 방법을 고민하면서 그 변화를 제대로 실감했다는 건 큰 수확이지요!

 당질의 양이나 음식 궁합을 고민해나가면 혈당치를 조절할 수 있고, 다이어트하기에 좋은 몸 과 마음이 된다……. 그걸 몸소 체험했어요!

 파스타 31가지를 소개했지만, 그날 기분에 따라 골라 먹어도 되고, 지쳤을 때는 잠시 쉬어가는 것도 필요해요.

 바쁠 때는 최대한 간단한 파스타를 만들고, 위장이 조금 지쳤다고 느끼는 날에는 국물이 많은 따뜻한 파스타를 만들래요.

 그런데 몸무게는 변화가 있었나요?

 한 달 전과 비교하면 1.5kg 정도 줄었어요. 하지만 몸무게 이상으로 몸이 가벼워진 느낌이 들어요. 마음에 여유도 생기고, 위시리스트였던 요가도 시작했어요! 그리고 기록용으로 SNS에 만들어 먹은 파스타 사진을 올렸는데, '좋아요'를 받으니 신이 나서 더더욱 의욕이 났어요.

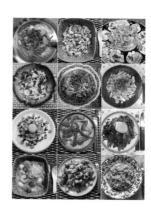

 우와, 굉장해요!

 파스타 다이어트를 처음 접했을 때는 속으로 '매일 파스타를 먹는다니, 힘들지 않을까?' 생각

했는데, 냄비 하나로 만들 수 있는 레시피도 많아서 전혀 고생스럽지 않았어요. 그리고 무엇보다 맛있는 다이어트 음식을 직접 만든다는 게 자신감으로 이어졌고요.

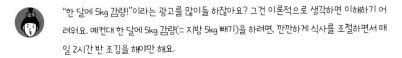

"한 달에 5kg 감량!"이라는 광고를 많이들 하잖아요? 그건 이론적으로 생각하면 이해하기 어려워요. 예컨대 한 달에 5kg 감량(= 지방 5kg 빼기)을 하려면, 깐깐하게 식사를 조절하면서 매일 2시간 반 조깅을 해야만 해요.

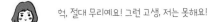

헉, 절대 무리예요! 그런 고생, 저는 못해요!

그 감각이 중요해요. 설령 몸이 따라갔다고 해도 마음이 내팽개쳐지는 듯한 다이어트는 반드시 반작용이 있게 마련이죠. 참기만 하는 다이어트는 길게 봤을 때 좀처럼 성공하기 어려워요.

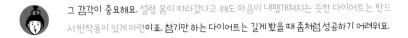

파스타 다이어트는 다이어트 중이라는 사실을 잊을 정도여서 다이어트를 지속한다기보다 살빠지는 식생활이 자연스럽게 정착하는 듯한 느낌이에요. 이번 파스타 다이어트를 통해서 다이어트를 즐기는 비결을 깨닫게 된 것 같아요.

그것이야말로 진정한 다이어트예요. 평소 식생활 속에서 즐거운 마음으로 다이어트를 적용하면서 긍정적으로 실행한다면 반드시 보답받을 거라고 믿어요.

네, 다음 한 달도 즐기면서 이어나갈 생각이에요!

앞으로도 파스타 다이어트를 지속하면서 3가지 규칙만 지킨다면 부재료나 소스를 변형해도 상관없어요. 예를 들면 만능 재주꾼 버섯소스(56쪽)는 토마토통조림과 조합하면 깊이 있는 토마토소스로 즐길 수 있고, 두유와 조합해서 따뜻하게 데우면 마음이 포근해지는 일품 국물파스타로 변신한답니다!

최고예요! 마침 버섯소스와 아몬드밀크를 사용해서 새로운 국물파스타를 만들어보려고 했거든요. 레시피 하나에서 다양하게 응용 버전을 늘릴 수 있다는 게, 절약도 되고 요리 실력도 좋아지고…… 좋은 점뿐이네요. (헤벌쭉) 새 레시피가 완성되면 보고하겠습니다!

모치코의 다이어트, 계속 응원할게요!

"건강한 다이어트는 건강한 사람을 만든다"는 명언을 말할 수 있게끔 노력할게요!

부재료 반찬 수첩

"으아, 배가 안 차. 부족해!"
그렇게 느꼈을 때 손쉽게 만들 수 있는
살찌지 않는 반찬 6개를 소개합니다.
알아두면 무척 편리하답니다.

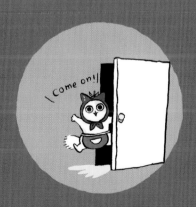

채소샐러드

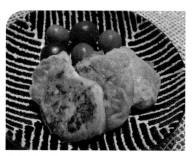

{재료}

양배추, 채소(샐러드용, 채썬 것)···1봉지
드레싱(취향에 맞는 것)···2큰술

채썬 양배추와 채소로 만든 샐러드. 양배추의 질깃한 식감을 초월한 촉촉한 샐러드예요. 1봉지도 금세 다 먹을 수 있어요.

{만드는 법}

❶ 내열그릇에 채썬 채소를 담고 랩을 씌운 다음 전자레인지에서 가열(700W 40초, 1,000W 30초)한다.

❷ 드레싱을 뿌리고 섞는다.

치즈닭가슴살피카타

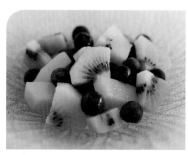

{재료}

닭가슴살···1쪽
히말라야 핑크소금(죽염도 가능)···고기의 1/10
밀가루···1큰술
달걀···2개
파마산치즈···2큰술
올리브유···적당량

저당질인 달걀과 치즈가 꽉 찬 닭고기 반찬. 닭가슴살을 미리 소금에 절여두면 10분 만에 만들 수 있어요.

{만드는 법}

❶ 얇게 썬 닭가슴살에 소금을 뿌리고 비닐봉지에 넣어 20분 정도 둔다. 미리 만들어둔다면 냉장고에서 반나절이나 하루 정도 두면 된다.

❷ 닭가슴살에 밀가루를 묻힌다. 파마산치즈를 섞은 달걀물에 닭가슴살을 적신다. 올리브유를 두르고 달군 프라이팬에 닭가슴살을 올리고 약불을 유지한 채 굽는다.

과일샐러드

{재료}

키위(그린, 골드)···각 1개
블루베리···1/2팩
★
│ 메이플시럽···1/2큰술 (생략 가능)
│ 화이트와인(취향에 맞는 것)···약간

저당질이면서 영양도 풍부한 웰빙푸드 둘이 만났어요. 키위는 주식과 함께 먹으면 혈당치가 급상승하지 않도록 막아주기 때문에 안심하고 먹을 수 있어요.

{만드는 법}

❶ 키위는 껍질을 벗기고 작게 썬다. 블루베리는 씻어서 물기를 제거한다.

❷ 볼에 과일과 ★을 넣고 잘 섞는다.

○ 완두순굴소스무침

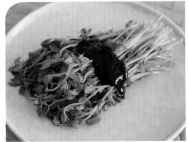

{ 재료 }

완두순…1봉지
굴소스…원하는 양

부담 없이 구입할 수 있는 녹황색 채소 완두순을 듬뿍 만끽해보세요. 수분이나 열에 의한 영양손실도 적고, 굴소스와 절묘하게 어우러져요.

{만드는 법}

❶ 내열그릇에 완두순을 담고 랩을 씌운 다음 전자레인지에서 가열(700W 2분, 1,000W 1분 30초)한다.
❷ 굴소스를 뿌린다.

○ 열빙어마리네

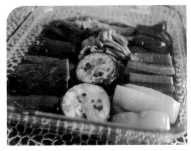

{ 재료 }

열빙어(알배기)…10마리
★
| 양파…1개
| 당근…1/2개
| 새싹채소…1팩

★★
| 폰즈소스…3큰술
| 올리브유…3큰술
| 후추…약간

통째로 먹을 수 있는 영양 가득한 열빙어구이와 건강한 채소가 만났어요. 톡톡 씹히는 열빙어의 알과 싱그러운 채소의 식감이 먹어도 먹어도 질리지 않아요.

{만드는 법}

❶ ★은 채썰거나 잘게 으깬다. 볼에 넣고 ★★과 버무린다.
❷ 구운 열빙어를 ❶에 넣고 섞어서 맛이 배게 한다. 냉장실에서 2~3일 보관할 수 있다.

○ 구운채소절임

{ 재료 }

채소, 버섯…좋아하는 것을 좋아하는 양만큼
올리브유…적당량
★
| 쯔유간장(농축)…100㎖
| 물…100㎖
| 생강(다진 것)…1/2쪽

한꺼번에 많이 만들어두면 편리한 채소 반찬. 알록달록한 녹황색 채소를 잔뜩 골라 즐겁게 만들어보세요.

{만드는 법}

❶ 큼직한 보관용기에 ★을 섞어둔다. ★의 양은 채소 양에 맞춰 조절한다. 채소와 버섯은 먹기 좋은 크기로 썬다.
❷ 올리브유를 뿌리고 달군 프라이팬에 채소, 버섯을 굽는다. ❶에 절인다. 한 김 식으면 냉장고에 넣어 차갑게 식힌다. 냉장실에서 4~5일 보관할 수 있다.

나에게 주는 칭찬!
보상 파스타 ①

한 달 동안 이어온 파스타 다이어트, 정말 애썼어요.
그 노력을 칭찬하는 보상으로 '내가 정말 먹고 싶은 파스타'를 자유롭게
만들어봅시다. 이때만큼은 파스타 양을 늘려도 괜찮아요!

직접 만든 보상 파스타 이름과 사진을 남겨봅시다.
파스타 다이어트를 하면서 "이거 먹고 싶어!" 하고 생각한 재료를 넣거나,
파스타 양을 150g으로 해서 파스타 파티를 즐기거나,
뭐든 자유예요!

'나만의 보상 파스타'
여기에 사진을 붙여보세요.

나에게 주는 칭찬!
보상 파스타 ②

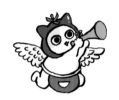

'나만의 보상 파스타'
여기에 사진을 붙여보세요.

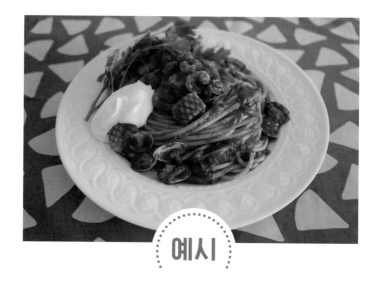

녹진녹진 크리미한 **모둠해물파스타**

조리시간
15
min

🔪 재료 (1인분)

파스타…원하는 양
모둠 해물(냉동)…100g
토마토소스…1/2캔

그릭요거트…1/2개
파슬리…적당량
소금…1/2큰술

🍲 만드는 법

❶ 밑준비

볼에 물 250㎖, 소금을 넣고 모둠 해물을 담가 해동한다.

❷ 끓인다

냄비에 토마토소스와 모둠 해물을 넣고 뚜껑을 덮은 다음 중불에서 끓인다.

❸ 삶는다

파스타를 삶는다.

❹ 섞는다

❷가 모두 익으면 파스타를 넣고 섞는다.

❺ 마무리

그릇에 파스타를 소복이 담고, 그릭요거트와 파슬리를 곁들인다.

마음대로 파스타,
간단하게 만들기 팁

1 | 다이어트 파스타 레시피를 변형한다

예를 들어 07번 레시피인 '깊은 감칠맛 미트소스'를 변형하고 싶다면 돼지고기를 소고기로 바꾸거나, 양파나 연근을 추가하거나, 숨은 맛으로 메이플시럽을 넣거나 등등의 방법이 있어요. 다이어트 파스타와는 또 다른 즐거움을 느끼면서 '나만의 행복한 재료'를 발견해보세요.

2 | 좋아하는 파스타 소스를 사서 좋아하는 재료를 넣는다

어란이 들어간 소스, 성게알이 들어간 소스, 치즈퐁듀풍 소스……. 마트에 가면 파스타 소스 종류가 너무너무 많아서 깜짝 놀라게 됩니다. 이러한 소스를 활용해서 육류나 생선, 어패류, 좋아하는 채소를 더해 세상에 하나밖에 없는 나만의 파스타를 만들어보세요.

3 | 레시피 사이트에서 먹어보고 싶은 파스타 요리를 찾는다

파스타 브랜드 홈페이지나 레시피 사이트에는 다양한 파스타 레시피가 실려 있어요. 레스토랑에서 나올 법한 토마토크림파스타처럼 맛있게 마무리하는 비결도 적혀 있으니 시간이 있을 때 도전해보세요.

4 | 요리를 좋아하는 가족이나 친구에게 만들어달라고 한다

어쩌면 이 방법이 가장 행복할지도 모르겠네요. 요리를 즐기는 사람이라면 뚝딱 만들어줄 테지요. 참고로, 제가 가족이나 친구에게 만들어주고 반응이 좋았던 것은 고등어통조림과 양배추를 듬뿍 사용한 된장갈릭파스타였어요. "그거 또 만들어줘!"라는 말을 들으면 만드는 이도 기쁘답니다.

마지막까지 읽어주셔서
감사합니다

이 책의 목표는 '즐거운 식체험, 맛있는 식생활을 통해 독자 여러분의 호기심과 다이어트 욕구를 건강하게 높인다'입니다.
만약 조금이라도 "파스타는 역시 맛있어!", "다이어트 생활이 즐거워졌어!" 하고 느껴주셨다면 더할 나위 없이 기쁠 테고, 나아가 자신에게 맞는 방식으로 응용해주신다면 더욱 감사할 거예요.

갑작스럽겠지만, 여러분이 지금까지 살면서 가장 맛있었다고 느낀 요리는 무엇인가요?
제 이야기를 하자면, 제 인생 최고의 식사는 2개가 있습니다.
하나는 처음으로 시로우마다케에 올라갔을 때 산장 식당에서 저녁으로 먹은 함박스테이크입니다. 그리고 또 하나는 대학교 합격 발표가 있던 날 가족들과 함께 먹은 회전초밥이에요.

식문화연구가로서 이런 대답을 하는 게 조금은 부끄럽기도 하고 독자 여러분 입장에서는 예상 밖일 수도 있겠지요. 만약 그렇다면 죄송해요! 하지만 저에게 있어서 인생 최고의 '맛있다'는 별 3개짜리 레스토랑에서 먹은 특별한 요리가 아닌, '마음이 가득 채워지는, 최고로 기뻤을 때 먹은 식사'였음을 지금도 선명하게 기억합니다.

이 경험을 통해 맛있는 식사의 중요한 조건이란 '기분이 좋을 것', '즐거울 것'이라는 사실을 깨닫게 됐어요. 그러니까 여러분이 다이어트를 지속해나갈 때 즐기는 정신을 가장 중요하게 여겼으면 좋겠습니다.

이 책의 레시피를 다이어트 동료와 함께 만들면서 기분을 공유하거나, 파트너에게 만들어달라고 해서 먹거나, 혼자서 만들고 SNS에 올리거나……. 여러분 각자 파스타 다이어트를 즐겁게 실천하기 위한 알맞은 방법을 찾아보기 바랍니다.

제 에피소드를 또 하나 소개하고자 합니다. 제 얘기만 늘어놓아서 좀 송구스럽네요.

저는 명색이나마 도쿄대학교를 졸업한 사람입니다. 도쿄대에 합격하기 위해서 저 나름대로 열심히 공부하긴 했지만, 입학 후에 느낀 점은 도쿄대생 중에서 공부를 고되다고 느끼는 사람이 거의 없다는 거였어요. 공부를 게임처럼 여기고, 성적이 오르는 것에 기쁨을 느끼는 사람이 많았습니다. 그리고 무엇보다 모두 고교 시절 "도쿄대에 입학하고 싶다!"는 뜨거운 열정을 갖고 있었어요.

이 일로 '열정과 호기심이야말로 최고의 성장을 낳는다'고 배웠는데, 다이어트도 마찬가지라고 생각합니다.

부디 건전하고 무리하지 않는 목표(몇 kg을 뺄까? 체지방율을 얼마까지 낮출까? 등)를 설정하고 게임히는 것처럼 즐겁게 즐겨주시기를 바랍니다.

그리고 조금이라도 성과가 나타났다면 자신에게 보상을 주는 것을 잊지 마시길. 살 빠지는 기쁨을 같이 나눌 수 있는 사람을 찾아두거나, 중간에 현실의 벽에 가로막히게 되면 함께 기분전환을 할 수 있는 상대를 찾아놓는 등, 좋은 의미에서 도피처를 만들어두는 것도 중요하다고 생각해요.

이 책과 마주하는 방법은 무한대입니다.

밤에 잠들기 전에 레시피 사진을 보면서 즐기거나, 세상에 하나밖에 없는 '나만의 보상 파스타'를 고민하는 등…… 가벼운 마음으로 시작해도 좋아요.

"맛있고 즐거운 식사가 건강한 인생을 만든다!"

저는 그렇게 믿고 있습니다. 이 책이 여러분이 건강한 다이어트를 하는 데 자그마한 도움이 되기를 바랍니다.

식문화연구가 스기 아카쓰키

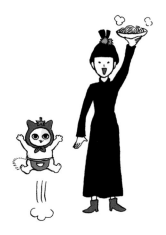

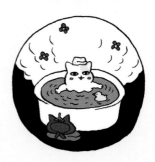

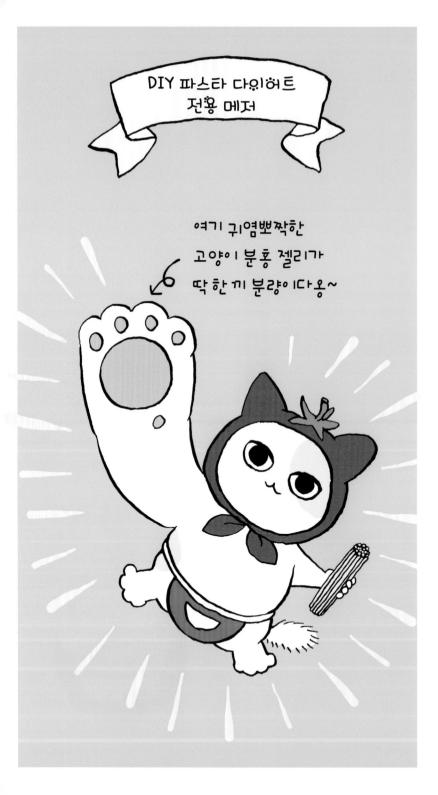

DIY 파스타 다이어트
전용 메저

여기 귀염뽀짝한
고양이 분홍 젤리가
딱 한 끼 분량이다옹~

점선을 따라서 자르고 피스타(건면) 70g의 기준으로 사용해주세요.
두꺼운 종이에 붙인 다음 고양이 분홍 젤리 부분을 자르면 좀더 편하게 사용할 수 있습니다.